瓦解內臟脂肪！
營養科醫師的
飽瘦飲食指南

輕斷食╳輕運動，打造自動燃脂體質，

遠離三高、脂肪肝、壓力胖

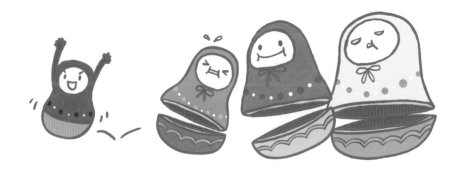

陳偉 ———— 著

高寶書版集團

前言

　　現在越來越多的上班族在體檢時，發現自己被檢查出有脂肪肝的問題，其中大約有四成的人其實並不胖，甚至看起來很瘦。這個現象與現代人的飲食關係密切，如油炸食品、奶茶、果汁、甜點，這些食物所含的精製糖經過身體代謝後，多餘熱量會轉化為三酸甘油酯（即中性脂肪），或者是很多人為了保持身材，每日只吃水果，使得過量的果糖在肝臟內轉化成三酸甘油酯，最後堆積在內臟。

　　內臟脂肪堆積會對身體造成很多傷害，所以我將營養減重門診的「躺瘦祕訣」整理成這本書。本書能解決你的諸多疑問，例如：內臟脂肪堆積會帶來哪些傷害？如何發現看不見的脂肪？吃相同的食物，為什麼 25 歲之前身材不變，35 歲之後卻會逐漸變胖？

　　本書以「強烈衝擊、平穩增長、長期維持」三大減重原則為核心，告訴你「躺瘦祕訣」的真諦。

一、「強烈衝擊」階段

　　「強烈衝擊」階段是指用高蛋白、較低碳水的方式來減重，增加蛋白質是為了提高基礎代謝率，可以代謝掉更多脂肪，減少體內脂肪堆積，而低碳水是減少一些精製碳水化合物，避免體內產成更多的脂肪。

　　精製碳水化合物不等同於常吃的主食，精緻碳水是精細加工食物，比如精緻澱粉的白飯、麵食。在一些特定條件下，它在體內轉化成脂肪的速度比脂肪轉化成內臟脂肪的速度還要快。

　　我們做了一個檢測能量實驗，檢測結果發現：

1 份薄皮餡餅 ≈ 3 份糙米飯 ⅢⅢ	1 份小籠包 ≈ 3 份糙米飯 ⅢⅢ
1 份肉粽 ≈ 3 份糙米飯 ⅢⅢ	1 份煎餅 ≈ 4 份糙米飯 ⅢⅢⅢ
1 份醬油炒飯 ≈ 2 份糙米飯 ⅡⅡ	1 份泡麵 ≈ 4 份糙米飯 ⅢⅢⅢ

上面這些是不是你常常會吃的食物？記得控制攝取量，不能吃太多。

二、「平穩增長」階段

「平穩增長」階段是指長期使用 5：2 輕斷食的方式，指一週有 5 天正常飲食，中間有 2 天斷食，但是斷食的這 2 天是有講究的：

2 天輕斷食的一日三餐

早餐
100g 牛奶
60g 雞蛋

午餐
100g 蘋果

點心
100g 番茄

晚餐（最關鍵）
主食 25g（生重）
瘦肉 50g（生重）
250g 蔬菜

※ 正常飲食一天攝取 1500 ～ 2000 大卡，輕斷食則一天攝取 500 ～ 600 卡。

三、「長期維持」階段

「長期維持」階段是指依循科學的飲食方法且一定要有堅持不懈的運動相配合，才能夠真正地維持正常體重。

願每個人都能不被內臟脂肪所困，掌握健康飲食真諦，暢享健康生活長長久久。

陳偉　2023 年 6 月於北京協和醫院臨床營養科

脂肪

長在哪裡最可怕

皮下脂肪
80%~90%

內臟脂肪
6%~20%

男性和更年期後女性身體較容易堆積內臟脂肪

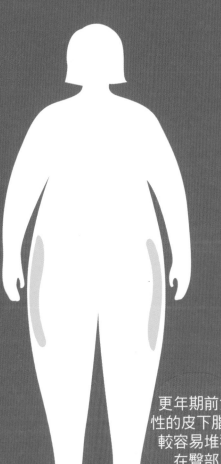

更年期前女性的皮下脂肪較容易堆積在臀部

　　脂肪能為我們提供能量、保護器官，參與代謝，但是如果脂肪太多，就會成為身體「油膩膩」的負擔。那麼脂肪長在哪裡最可怕呢？答案是長在肚子上最危險！

　　如果脂肪主要集中在腹部，其他部位肥胖不明顯，這就是典型的腹部肥胖，也稱中心型（中央型）肥胖。中心型肥胖主要反映的是內臟脂肪過多的問題，且容易導致脂肪肝、糖尿病、心臟病等疾病。

減掉脂肪的
益處

減脂有助於降低高血壓、
第二型糖尿病等心血管疾病風險

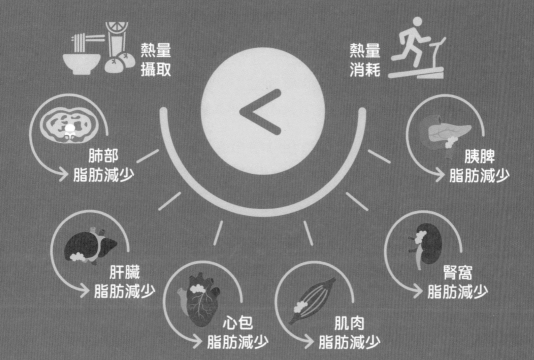

熱量攝取

熱量消耗

肺部脂肪減少

胰脾脂肪減少

肝臟脂肪減少

心包脂肪減少

肌肉脂肪減少

腎窩脂肪減少

降低胰島素阻抗

降低代謝疾病風險

降低心血管疾病風險

CONTENTS

目錄

前言 / 2

脂肪長在哪裡最可怕 / 4

第 **1** 章

疲憊、嗜睡和三高，竟是內臟脂肪惹的禍

01 你是否有疲憊、嗜睡、三高的困擾？ / 16

一、內臟脂肪超標的表徵 / 16

二、內臟脂肪與皮下脂肪 / 17

三、代謝綜合症的診斷標準 / 19

02 內臟脂肪怎麼樣算過高？ / 20

一、CT 掃描測定法 / 20

二、自我檢測內臟脂肪法 / 20

三、哪些生活習慣會讓內臟脂肪悄悄堆積？ / 21

03 內臟脂肪可以用 BMI 數值判斷嗎？ / 23

一、BMI 雖然常用，但容易忽視內臟脂肪 / 23

二、體脂肪率是衡量健康的好方法 / 24

三、體脂肪率過高，內臟先遭殃 / 26

第 **2** 章

為什麼內臟脂肪只增不減？找到根源，各個擊破

警訊 **1** 明明吃飽了，但很快又餓了——胰島素阻抗 / 28

一、讓內臟脂肪增多的元凶：碳水化合物 / 28

二、低碳水飲食和低脂飲食，哪一種更能有效燃燒內臟脂肪？ / 29

三、為什麼脂肪細胞越大，體型就越胖？ / 30

警訊 **2** 喜歡吃甜點、喝飲料——營養失衡 / 31

一、胖子有一半以上都是隱性飢餓者 / 31

二、營養均衡 VS 營養不良，營養均衡對身體有什麼幫助？ / 32

三、為什麼營養均衡能燃燒更多的內臟脂肪？ / 32

警訊3 吃得不多，卻比以前胖──
基礎代謝率下降 / 34

一、人到中年會發胖，是因為代謝變慢 / 34

二、高蛋白飲食與輕斷食，哪一種能增肌、提高基礎
代謝率？ / 35

三、為什麼肌肉比例大、基礎代謝率高能精準瘦肚？ / 36

警訊4 壓力大，一直吃東西──
皮質醇分泌失調 / 37

一、越忙越胖，職場壓力肥的背後原因 / 37

二、情緒性進食的 5 個判斷標準 / 38

三、如何將壓力從飲食中清除？ / 39

警訊5 動一動就氣喘吁吁──
運動不足 / 40

一、用減少攝取熱量的方式來減脂是不可取的 / 40

二、節食瘦身與運動瘦身，哪一種能真正燃燒脂肪？ / 41

三、既然節食也能瘦身，那還需要運動嗎？ / 42

01 內臟脂肪大敵之一：糖攝取超標 / 44

一、糖類是怎麼轉化成內臟脂肪的？ / 44

二、為什麼減糖能讓人變瘦？ / 45

三、吃白糖、白飯和雜糧飯有什麼區別？ / 46

02 內臟脂肪大敵之二：膳食脂肪過多 / 48

一、膳食脂肪是怎麼轉化成內臟脂肪的？ / 48

二、減少膳食脂肪，1 年多瘦 10 公斤 / 48

03 根據不同目標逐步限醣 / 50

一、瘦 1～2 公斤：每日醣分攝取量 200～250 公克 / 50

二、瘦 2～5 公斤：每日醣分攝取量 150～200 公克 / 51

三、瘦 5 公斤以上：每日醣分攝取量 100～150 公克 / 52

第 **3** 章

控醣減脂，內臟脂肪不增加，腰圍輕鬆瘦

04 控好主食，精製糖減半，內臟脂肪不堆積 / 53

一、加粗糧，搭配肉、菜吃到飽 / 53

二、無法捨棄飯麵也有方法 / 54

減醣燃脂菜譜精選

• 南瓜薏仁飯 • 什錦燕麥飯 / 55

• 時蔬拌蕎麥麵 • 牛肉番茄湯麵 • 蝦仁時蔬通心粉 / 56

• 什錦馬鈴薯泥 • 香蕉紫薯捲 • 鮪魚三明治 / 57

• 地瓜燕麥優格 • 南瓜紅米粥 • 松仁玉米 / 58

• 黑胡椒牛肉時蔬捲 • 韭菜豆渣餅 • 蕎麥煎餅 / 59

05 家禽畜肉這樣吃，補足優質蛋白，高效燃脂 / 60

一、選對部位、吃對量，代謝無負擔 / 60

二、如何簡單估算蛋白質 / 60

三、肉類健康減醣烹飪要點 / 61

四、蛋白質食物熱效應更大，消耗更多熱量 / 61

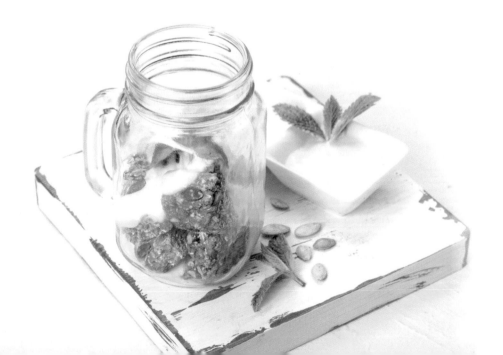

減醣燃脂菜譜精選

- 青椒炒肉絲・肉末茄子煲・冬瓜玉米燒排骨　／ 62
- 蘿蔔燉牛腩・蒜香骰子牛・金針炒牛肉　／ 63
- 山藥蘿蔔羊肉湯・葱爆羊肉・五彩蔬菜羊肉串　／ 64
- 黃悶雞・烤雞翅時蔬沙拉・蒜蓉雞胸肉　／ 65
- 芡實薏仁老鴨湯・梅子薄荷鴨・四季豆燒鴨　／ 66

06 海鮮這樣吃，打碎脂肪，越吃越瘦　／ 67
一、優質海鮮，減脂也能放心吃　／ 67
二、有效利用海鮮營養的烹飪重點　／ 68
三、不同的烹飪方式，含醣量、熱量也不同　／ 68

減醣燃脂菜譜精選

- 清蒸鱸魚・美味燉魚・芹菜炒鱔魚　／ 69
- 香煎鱈魚佐甜椒・照燒鮭魚・檸檬巴沙魚　／ 70
- 蒜蓉蒸蝦・香橙黑蒜蝦球・鮮蝦蒸蛋　／ 71
- 醬爆魷魚・黃魚豆腐煲・葱燒海參　／ 72
- 蒜香牡蠣・清蒸螃蟹・扇貝南瓜湯　／ 73

07 蔬菜這樣吃，高纖低卡，促進腸道蠕動　／ 74
一、每餐吃組合蔬菜，減肥最有效快速　／ 74
二、用餐先吃菜，能瘦又健康　／ 74
三、常吃菌藻類，不挨餓還能瘦身　／ 75
四、小心高熱量蔬菜，吃多容易長胖　／ 76

減醣燃脂菜譜精選

- 核桃炒菠菜・涼拌莧菜・高麗菜炒番茄　／ 77
- 櫻桃蔬菜沙拉・大白菜拌海蜇皮・蒜蓉油麥菜　／ 78
- 清炒扁豆絲・荷塘小炒・清炒雙花　／ 79
- 時蔬炒蒟蒻・涼拌苦瓜・甜椒炒山藥　／ 80

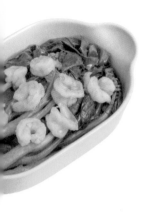

· 蒜蓉蒸茄子 · 美極洋葱 · 蝦米小白菜 　　　　/ 81
· 韭菜炒綠豆芽 · 紫甘藍雞絲 · 蘿蔔絲太陽蛋湯 　/ 82
· 彩蔬拌粉皮 · 木耳燴絲瓜 · 白灼芥藍蝦仁 　　　/ 83

08 蛋奶這樣吃，低糖、飽足，代謝無負擔 　　/ 84
一、蛋奶是低糖、高營養密度食物 　　　　　　/ 84
二、怎麼選擇低脂牛奶和全脂牛奶？ 　　　　　/ 85
三、含糖最少的乳製品是什麼？ 　　　　　　　/ 85

減醣燃脂菜譜精選
· 絲瓜炒蛋 · 青椒木耳炒蛋 · 洋葱炒蛋 　　　　/ 86
· 苦瓜煎蛋 · 銀魚炒蛋 · 蝦仁蒸蛋 　　　　　　/ 87
· 干貝厚蛋燒 · 馬鈴薯蛋餅 · 番茄雞蛋湯 　　　/ 88
· 堅果草莓優格 · 雜糧堅果牛奶麥片 · 水果蛋沙拉 / 89
· 果乾烤布丁 · 牛奶玉米汁 · 牛奶燉花生 　　　　/ 90

09 豆類這樣吃，營養燃脂效果好 　　　　　/ 91
一、減脂者為什麼對大豆蛋白情有獨鍾？ 　　　/ 91
二、減醣時，替代主食的優選食物有哪些？ 　　/ 92
三、豆漿的含糖量比牛奶低嗎？ 　　　　　　　/ 92

減糖燃脂菜譜精選
· 豆腐燒牛肉末 · 豆腐燒蝦 · 皮蛋豆腐 　　　　/ 93
· 大白菜燉豆腐 · 番茄燒豆腐 · 薺菜豆腐羹 　　/ 94
· 香椿拌豆腐 · 涼拌四絲 · 豆腐皮鵪鶉蛋 　　　/ 95
· 芹菜拌腐竹 · 茼蒿梗炒豆干 · 豆腐絲拌紅蘿蔔 / 96
· 四喜黃豆 · 燕麥小米豆漿 · 海帶黃豆粥 　　　/ 97
專題　外出用餐時，該如何健康控醣呢？ 　　　/ 98

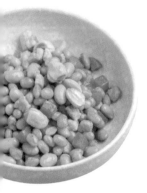

01 用食物啟動代謝力——限熱量均衡飲食法　　/ 102

一、什麼是限熱量均衡飲食法？　　/ 102

二、計算食量超簡單　　/ 104

三、吃自己愛吃的食物　　/ 105

02 蛋白質怎麼吃——吃好吃飽，成功減脂　　/ 106

一、動物蛋白與植物蛋白的比較　　/ 106

二、手掌法則，一看就懂每餐該吃多少蛋白質　　/ 108

三、蛋白質黃金搭檔，一起吃效果好　　/ 109

03 好脂肪怎麼吃——減輕胰島素依賴　　/ 110

一、好脂肪與壞脂肪的比較　　/ 110

二、減脂期時，脂肪怎麼吃？　　/ 111

三、選對油、巧搭配，吃出燃脂模式　　/ 112

04 碳水化合物怎麼吃——調節脂肪代謝效率　　/ 114

一、複合碳水與簡單碳水的比較　　/ 114

二、手掌法則，一看就知道每餐要吃多少主食　　/ 116

三、巧妙搭配得以促進醣類代謝　　/ 116

05「慧」加餐，血糖穩定，持續減脂　　/ 117

一、減脂為什麼要加餐？　　/ 117

二、減脂期加餐吃什麼？　　/ 118

06 減脂受阻原因 1：鐵不足　　/ 119

減糖燃脂菜譜精選

• 干貝竹筍瘦肉湯　　/ 119

• 豬血炒木耳 • 青椒炒牛肉 • 鹽水豬肝　　/ 120

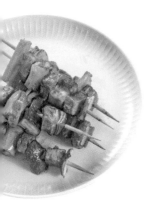

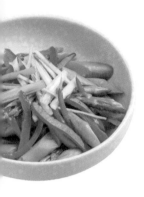

07 減脂受阻原因 2：維生素 B 不足 / 121

減醣燃脂菜譜精選

- 藜麥雙薯鮮蝦沙拉 / 121
- 白灼蘆筍．黑米紅豆西米露．麻醬豇豆 / 122

08 減脂受阻原因 3：膳食纖維不足 / 123

減醣燃脂菜譜精選

- 高纖糙米飯 / 123
- 雙花炒木耳．熗拌銀耳．芹菜拌雞絲 / 124

09 減脂受阻原因 4：肉鹼不足 / 125

減醣燃脂菜譜精選

- 木耳熘魚片 / 125
- 紅燒羊排．木樨肉．吳郭魚豆腐玉米煲 / 126

10 減少內臟脂肪，就要吃好一天三餐 / 127
一、女性 1200 ～ 1300 大卡高蛋白低碳水三餐菜單 / 127
二、男性 1500 ～ 1600 千卡高蛋白低碳水三餐菜單 / 130
專題　喝酒還能減少內臟脂肪的飲食方法 / 133

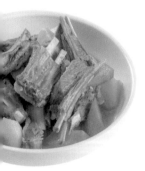

01 隱瞞大腦，偷燃內臟脂肪——間歇性斷食　　　/ 136
一、間歇性斷食對胰島素的影響　　　/ 136
二、注意吃東西的時間，擺脫「饞」帶來的假性飢餓/ 137
三、如何執行間歇性斷食，燃燒更多內臟脂肪？　/ 139

02 兩招輕斷食，淨化血液，讓內臟得到休息　　　/ 140
一、輕斷食適合哪些人？　　　/ 140
二、168 輕斷食　　　/ 140
三、5：2 輕斷食　　　/ 142
四、順利執行輕斷食的 8 個祕訣　　　/ 144

03 吃對食物，身體可以自己打開「燃脂開關」　　/ 145
一、膳食纖維：緩解間歇性斷食期間的便祕情況　/ 145
二、Omega-3 脂肪酸：不只燃脂，還能減少慢
　　性發炎　　　/ 147
三、維生素 B 群：降低身體發炎機率　　　/ 149
四、多酚類：抗氧化，助消炎　　　/ 151

04 慢性病患者減少內臟脂肪的吃法　　　/ 153
一、高血壓這樣吃　　　/ 153
二、糖尿病這樣吃　　　/ 155
三、血脂異常這樣吃　　　/ 157
四、痛風這樣吃　　　/ 159

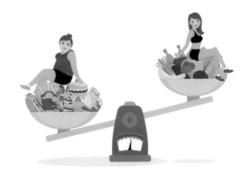

第**6**章

有氧、阻力相結合，燃脂效率更高

01 製造熱量赤字，告別無效減脂 / 162

一、基礎代謝率與每日總消耗熱量的關係 / 162

二、常見運動消耗卡路里數值 / 163

三、減掉 1000 公克的脂肪需要多久？ / 164

02 有氧加阻力，這樣練更燃脂 / 165

一、有氧運動與阻力運動的比較 / 165

二、有氧、阻力怎麼練，才能 1 ＋ 1 ＞ 2 ？ / 166

三、無器材有氧、阻力結合運動，暢享 48 小時燃脂 / 169

03 持續有氧運動，提高整體燃脂效率 / 172

一、空腹有氧訓練，消滅頑固脂肪 / 172

二、適合普通人的有氧運動 / 175

04 腰腹部阻力運動，快速消耗糖原 / 177

一、腹橫肌柔軟，內臟脂肪越堆越多 / 177

二、4 週打造強健腹橫肌，趕走內臟脂肪 / 178

05 每天 8 分鐘，運動更有針對性 / 179

06 腹式呼吸減肥法，有效對抗內臟脂肪 / 185

一、腹式呼吸怎麼做 / 185

二、配合腹式呼吸啟動腹橫肌 / 187

專題　持續半年，讓細胞記住你瘦下來的樣子 / 190

第 **1** 章

疲憊、嗜睡和三高，
竟是內臟脂肪惹的禍

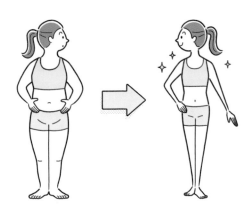

01 你是否有疲憊、嗜睡、三高的困擾？

一、內臟脂肪超標的表徵

如果你有以下症狀就要注意，因為內臟脂肪已經盯上你了！

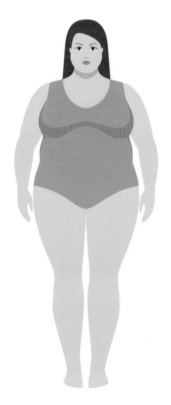

嗜睡、容易感到疲勞

內臟脂肪超標會導致血液流通緩慢，容易出現缺氧的情況，影響腦部供氧，產生精力不足或身體乏力的狀況。

容易便祕

內臟脂肪超標會加重腸道負擔，無法順利排出體內垃圾，擾亂新陳代謝，從而引起便祕。

經常感到呼吸困難

內臟脂肪超標會擠壓肺腑，使得平躺的時候容易呼吸急促甚至呼吸困難。如果血液含氧量不足，會導致全身乏力甚至暈厥。

腰腹部肥胖

腰腹部贅肉多，像懷孕好幾個月的孕婦，這就是典型的內臟脂肪超標。

食慾不振

內臟脂肪超標會使消化和代謝功能下降，體內的食物和熱量不能正常運轉，個人就會一直有飽足感，也就不會有胃口再進食。

二、內臟脂肪與皮下脂肪

　　根據脂肪分布的主要部位可分為皮下脂肪型肥胖和內臟脂肪型肥胖，其中內臟脂肪型肥胖和血脂異常息息相關，常見於男性，是更危險的肥胖症狀，因此內臟脂肪超標比皮下脂肪超標更可怕！

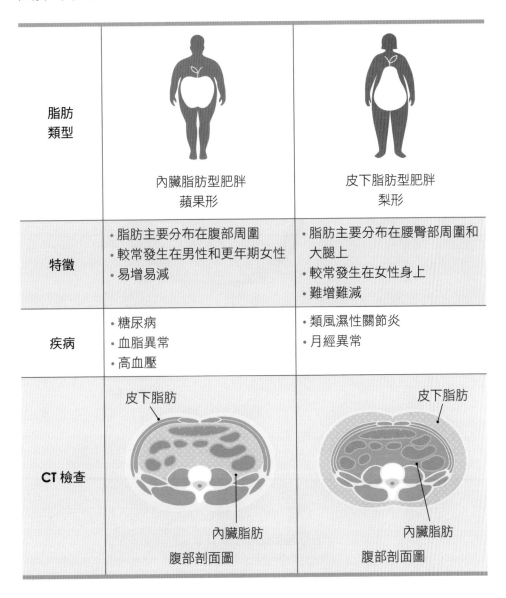

脂肪類型	內臟脂肪型肥胖 蘋果形	皮下脂肪型肥胖 梨形
特徵	・脂肪主要分布在腹部周圍 ・較常發生在男性和更年期女性 ・易增易減	・脂肪主要分布在腰臀部周圍和大腿上 ・較常發生在女性身上 ・難增難減
疾病	・糖尿病 ・血脂異常 ・高血壓	・類風濕性關節炎 ・月經異常
CT 檢查	皮下脂肪 內臟脂肪 腹部剖面圖	皮下脂肪 內臟脂肪 腹部剖面圖

　　內臟脂肪跟主要形成贅肉的皮下脂肪有很大的區別，內臟脂肪對激素的影響比較大，當內臟脂肪堆積過多時，某些激素（例如瘦素）就會過量分泌，同時導致胰島素匱乏，使血糖值居高不下，影響代謝。

　　內臟脂肪主要由白色脂肪細胞所組成，如果膨脹的白色脂肪細胞儲存過多的脂肪時，激素分泌就會失調，比如腫瘤壞死因子分泌過多時，會使得胰島敏感性大幅減少，血糖無法下降，血液中脂肪（三酸甘油酯、低密度脂蛋白膽固醇等）數量增加，從而導致代謝症候群，甚至動脈粥狀硬化。

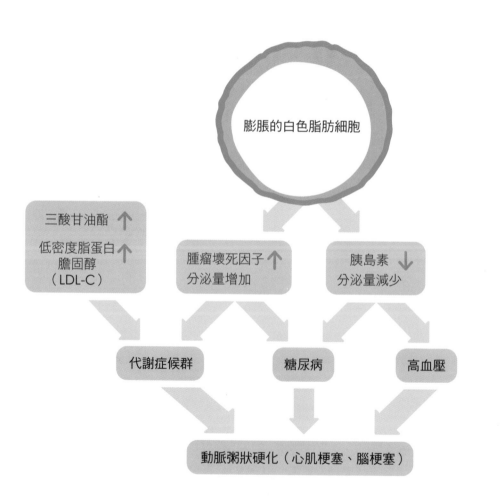

三、代謝綜合症的診斷標準

標準一　肥胖

　　用 CT 檢查測量內臟脂肪含量比較精準，不過現在一般都是測量腰圍：

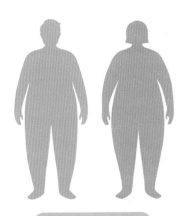

腰圍
男性 ≥ 90 公分
女性 ≥ 85 公分

Tips ‧‧‧‧‧‧‧

從肚臍的高度測量
　　在放鬆、站直的狀態下，測量與肚臍同高的一圈「腰圍」（不是測量腰部最細的位置），如果有啤酒肚，則應該量肋骨下部和髂骨凸出部位之間的中間位置。

＋任兩項

　　符合標準一，亦有以下任 2 項數值：

血脂異常

代謝症候群的診斷標準中，應特別觀察三酸甘油酯和高密度脂蛋白膽固醇（HDL-C）值：

三酸甘油酯	≧1.7 毫摩爾 / 升
空腹 HDL-C	＜ 1.04 毫摩爾 / 升

高血壓

高血壓是重要的危險因數，收縮壓和舒張壓都需要確認：

收縮壓	≧140 毫米汞柱
舒張壓	≧90 毫米汞柱

高血糖

以空腹（用餐 8 小時之後或起床後完全沒有進食的狀態）時的血糖值為準：

空腹血糖	≧6.1 毫摩爾 / 升

02 內臟脂肪怎麼樣算過高？

一、CT 掃描測定法

> 計算公式：內臟脂肪指數＝內臟脂肪面積（公分 ^{2}）/10 公分 ^{2}
> （範圍分 30 個階段，指數 1 ～ 9 為正常範圍）

內臟脂肪等級判定表

	標準	超標	嚴重
等級	1～9	10～14	15～30
注意事項	暫時沒有太大風險，繼續保持均衡飲食和適量運動。	健康已經受到威脅，很容易引發糖尿病、高血壓、血脂異常、脂肪肝等生活疾病。	已經嚴重威脅健康，將導致糖尿病、高血壓等生活疾病，迫切需要控制體重。

二、自我檢測內臟脂肪法

測量腰圍法

一般來說男性腰圍 ≥ 90 公分、女性腰圍 ≥ 85 公分就要小心內臟脂肪超標的問題。

- 測量前，先檢查卷尺是否平整。
- 腰部不要用力，在正常呼吸的狀態下進行測量以及避免卷尺陷入腹部肥肉中。

腰臀比

男性腰臀比例 ≥ 0.9、女性 ≥ 0.8 就可能是內臟脂肪過剩的高危險族群。

筆直站立，輕輕吸氣，用卷尺測量腰圍與臀圍，再將腰圍數值除以臀圍數值，即得比值。

拿捏法

試著捏肚臍周圍，如果能輕鬆捏起 2 公分，表示堆積的是皮下脂肪，捏不起來則表示脂肪可能堆積在內臟裡。

三、哪些生活習慣會讓內臟脂肪悄悄堆積？

下列飲食習慣、生活狀態如果有與自己生活習慣相符合者，請打 ✓：

（一）飲食習慣

① 愛吃油膩食品　□

② 討厭吃蔬菜或蔬菜量攝取不足　□

③ 對甜食尤其是西式甜點毫無抵抗力　□

④ 經常不小心吃太多，餓一頓、飽一頓　□

⑤ 經常吃蓋飯、拉麵或是單品餐點　□

⑥ 經常半夜吃東西　□

⑦ 喜歡喝酒，而且一不小心就過量　□

⑧ 喜歡吃肥肉　□

⑨ 每天吃較多內臟　□

⑩ 不太吃魚類　□

⑪ 不愛吃豆腐　□

⑫ 過度節食，而且失敗過幾次　□

結果解析

①②：高熱量的脂肪食物攝取過剩、膳食纖維攝取不足，可能導致內臟肥胖和血脂異常。

③④⑤⑥：攝取太多精製碳水化合物（醣類），導致胰島素阻抗和內臟脂肪堆積。

⑦：酒精不只含有高熱量，還會增加三酸甘油酯，造成內臟脂肪堆積。

⑧⑨：過多的動物性脂肪和膽固醇會使內臟脂肪堆積。

⑩⑪：蛋白質攝取不足，肌肉流失較多，身體基礎代謝水平下降，無法代謝過多內臟脂肪。

⑫：過度節食會讓身體水分和肌肉大量流失，造成營養不良，阻礙脂肪分解，飢餓素分泌過高，恢復飲食後容易暴食。

（二）生活狀態

①	吸菸	☐
②	睡眠不足	☐
③	生活作息不規律	☐
④	家族性肥胖	☐
⑤	有糖尿病	☐
⑥	高血壓	☐
⑦	不運動	☐
⑧	懶得動	☐
⑨	即使目的地在附近也要騎車、開車	☐
⑩	每天覺得有壓力	☐
⑪	20 歲前還算苗條，30 歲以後腹部就變大	☐

結果解析

①：吸菸者即使指數較低，其內臟脂肪及肌肉脂肪堆積的風險也較高。

②③：睡眠不足則體力難以恢復，活動量降低，導致熱量消耗減少或使調節食欲的激素失調，因此容易肥胖。

③④⑤⑥：由於遺傳或環境因素，身體存在各種代謝紊亂，如糖代謝紊亂、鈉離子再吸收、脂質代謝紊亂都會使內臟脂肪不斷增加，繼而形成惡性循環。

⑦⑧⑨：運動不足是導致內臟脂肪堆積的一大原因，運動可以幫助減少內臟脂肪，預防代謝症候群。

⑩：過大的壓力會導致自律神經（功能）失調，引起脂質代謝異常。

⑪：隨著年齡增長，代謝逐漸減弱，身體各項激素水平下降，脂肪開始由臀部轉移到腹部堆積。

03　內臟脂肪可以用 BMI 數值判斷嗎？

一、BMI 雖然常用，但容易忽視內臟脂肪

BMI 即身體質量指數，是目前廣泛採用的成人肥胖判定方法。

> 身體質量指數（BMI）＝體重（公斤）／身高^2（公尺^2）

一般判斷標準：BMI < 18.5 為體重過輕，在 18.5 ≦ BMI < 24 為正常體重，24 ≦ BMI< 27 為過重，BMI≥27 即為肥胖。

長期以來，身體質量指數一直是衡量健康的標準，但是這個指數也有缺陷，因為它在預估體內脂肪方面不夠準確，不能完全作為個人的健康狀況指標。研究表明，僅依靠BMI來預測一個人的健康狀況可能會產生誤導，例如有兩個身高為175公分，體重70公斤的男性BMI都為22.85，但兩者的腰圍跟體脂肪率都有可能不同：

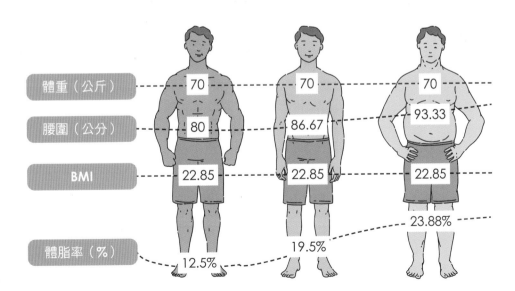

二、體脂肪率是衡量健康的好方法

體脂肪率是一種科學判斷健康程度的方法，所指的是全身脂肪重量所占人體體重的百分比，反映的是人體脂肪水平，是判斷肥胖的精準指標。

測量體脂肪的最佳時間是早晨，最好是剛從充足的睡眠（7 ～ 8 小時）中醒來，此時測量是最準確的，即測量體脂肪率的準確性是最高的。

```
　　　　　　　成年女性的體脂肪率計算公式

　　參數 a ＝腰圍（公分）×0.74
　　參數 b ＝體重（公斤）×0.082 ＋ 34.89
　　身體脂肪總重量（公斤）＝ a － b
　　體脂率＝（身體脂肪總重量 ÷ 體重）×100%

　　　　　　　成年男性的體脂肪率計算公式

　　參數 a ＝腰圍（公分）×0.74
　　參數 b ＝ 體重（公斤）×0.082 ＋ 44.74
　　身體脂肪總重量（公斤）＝ a － b
　　體脂率＝（身體脂肪總重量 ÷ 體重）×100%
```

依國民健康署建議，一般成年女性體脂肪率介於 20% ～ 30% 之間，成年男性體脂肪率介於 15% ～ 20% 之間屬於正常值，若女性超過 30%，男性超過 20%，就可以視為肥胖。例如：一名女性體重 55 公斤，腰圍 78 公分，將上述數值帶入計算公式，可得：

a ＝ 78×0.74 ＝ 57.72

b ＝ 55×0.082 ＋ 34.89 ＝ 39.4

a － b ＝ 18.32

體脂率＝（18.32÷55）×100% ＝ 33.3%

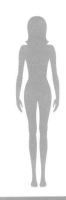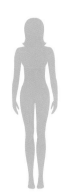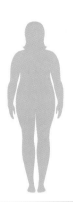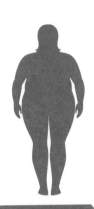

10%～13%	14%～24%	25%～30%	30% 以上
過瘦	**運動員狀態**	**正常**	**肥胖**
僅達到女性必需脂肪，可能引起停經、乳房縮小等問題	背肌顯露，腹肌分塊明顯	全身各部位脂肪不鬆弛，略有腹肌	全身各部位脂肪、腰圍明顯超標

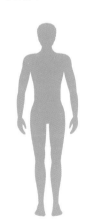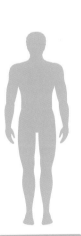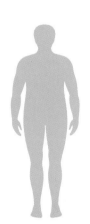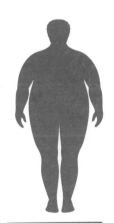

2%～5%	6%～14%	15%～20%	20% 以上
過瘦	**運動員狀態**	**正常**	**肥胖**
僅達到男性必需脂肪，可能導致不育、免疫功能下降等問題	背肌顯露，腹肌、腹外斜肌分塊明顯	全身脂肪基本不鬆弛，有腹肌，分塊逐漸不明顯	全身各部位脂肪鬆弛，腰圍明顯超標

三、體脂肪率過高，內臟先遭殃

比起看得見的胖，體脂肪率過高卻仍然「顯瘦」的人更危險。

脂肪肝
如果脂肪沉積在肝臟，加之飲食習慣吃進高油高脂的食物，就會形成脂肪肝，進而演變成肝硬化。

心臟病
若沉積到心臟，會使得心臟跳動無力，難以有效帶動血液循環，很多因為高血壓所引起的心力衰竭患者，心臟往往就被大塊脂肪所包覆。

糖尿病
過多脂肪沉積在胰腺，可能造成胰島細胞酯化，引發糖尿病。

腎衰竭
脂肪沉積在腎臟會影響其正常工作，加重腎臟負擔，久而久之導致腎衰竭。

呼吸疾病
脂肪沉積在肺部會壓迫肺，影響呼吸系統功能，造成血液含氧量不足，進而導致全身乏力、免疫力受損。

另外，受激素影響，男性內臟脂肪過多更容易增加「低密度膽固醇」的合成，因此腹部肥胖的男性更需要警惕上述疾病。

第**2**章

為什麼內臟脂肪只增不減？
找到根源，各個擊破

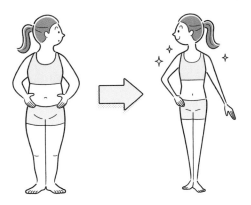
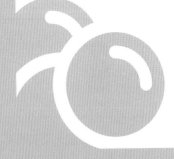

明明吃飽了，但很快又餓了——胰島素阻抗

一、讓內臟脂肪增多的元凶：碳水化合物

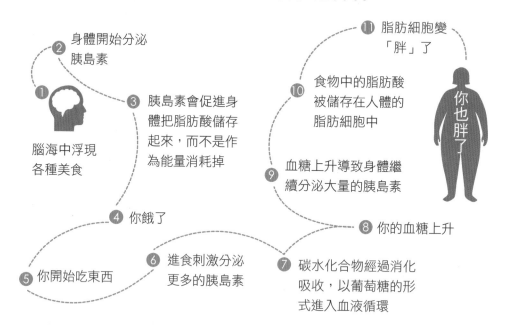

1　腦海中浮現各種美食

2　身體開始分泌胰島素

3　胰島素會促進身體把脂肪酸儲存起來，而不是作為能量消耗掉

4　你餓了

5　你開始吃東西

6　進食刺激分泌更多的胰島素

7　碳水化合物經過消化吸收，以葡萄糖的形式進入血液循環

8　你的血糖上升

9　血糖上升導致身體繼續分泌大量的胰島素

10　食物中的脂肪酸被儲存在人體的脂肪細胞中

11　脂肪細胞變「胖」了

你也胖了

越好消化的碳水化合物（舉例如下圖）越容易讓人發胖，促使血糖上升，導致胰島素分泌量飆升。

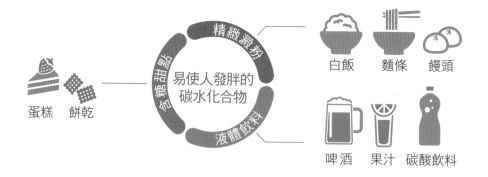

蛋糕　餅乾

含糖甜點

精緻澱粉

易使人發胖的碳水化合物

液體飲料

白飯　麵條　饅頭

啤酒　果汁　碳酸飲料

二、低碳水飲食和低脂飲食，
　　哪一種更能有效燃燒內臟脂肪？

　　1984 年，美國曾掀起「低脂飲食（低油飲食）」的熱潮，在接下來的幾年裡，大眾飲食中的飽和脂肪酸明顯減少；儘管那段時間低脂、高碳水的飲食方式備受推崇，但肥胖率和心血管疾病的發病率卻不減反增。

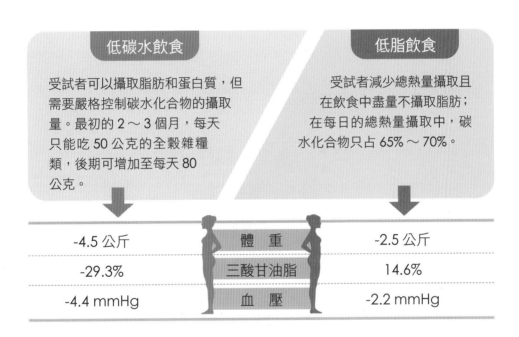

低碳水飲食		低脂飲食
受試者可以攝取脂肪和蛋白質，但需要嚴格控制碳水化合物的攝取量。最初的 2～3 個月，每天只能吃 50 公克的全穀雜糧類，後期可增加至每天 80 公克。		受試者減少總熱量攝取且在飲食中盡量不攝取脂肪；在每日的總熱量攝取中，碳水化合物只占 65%～70%。
-4.5 公斤	體　重	-2.5 公斤
-29.3%	三酸甘油脂	14.6%
-4.4 mmHg	血　壓	-2.2 mmHg

　　總體來看，相比那些刻意不吃脂肪還增加碳水化合物攝取的受試者，實行低碳水飲食的受試者減掉了更多體重，效果比低脂飲食者更佳。他們控制了碳水化合物的攝取量，卻不排斥攝取脂肪，這一實驗說明，即使不攝取脂肪，吃下過多的碳水化合物也會讓人發胖。

三、為什麼脂肪細胞越大，體型就越胖？

脂肪酸每時每刻都在細胞內外進進出出，它們會轉化為三酸甘油脂儲存在我們的體內。在細胞內，三個脂肪酸小分子被一個甘油分子連接起來形成一個三酸甘油脂大分子，但是三酸甘油脂分子太大，無法穿過脂肪細胞的細胞膜，只有脂肪酸小分子可以自由進出（如下圖）：

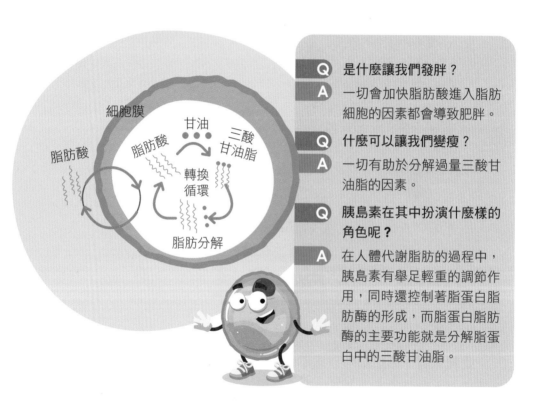

Q 是什麼讓我們發胖？

A 一切會加快脂肪酸進入脂肪細胞的因素都會導致肥胖。

Q 什麼可以讓我們變瘦？

A 一切有助於分解過量三酸甘油脂的因素。

Q 胰島素在其中扮演什麼樣的角色呢？

A 在人體代謝脂肪的過程中，胰島素有舉足輕重的調節作用，同時還控制著脂蛋白脂肪酶的形成，而脂蛋白脂肪酶的主要功能就是分解脂蛋白中的三酸甘油脂。

血液中的胰島素含量大致上是由我們攝取的碳水化合物所決定的，人體分泌的胰島素越多，脂肪細胞上的脂蛋白脂肪酶（LPL）就越活躍，使得越多的三酸甘油脂從肌肉轉移到脂肪細胞中儲存。因此，胰島素濃度上升，內臟脂肪就越積越多；胰島素濃度下降，脂肪就會作為能量被消耗。

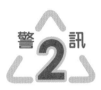

警訊 2　喜歡吃甜點、喝飲料——營養失衡

一、胖子有一半以上都是隱性飢餓者

　　一位身高 174 公分、體重 92 公斤的肥胖者，被醫生診斷營養不良。人們常以為肥胖者必然是「營養過剩」，然而脂肪過剩不等於營養過剩，肥胖者有可能吃下太多的糖、脂肪，胃被高熱量垃圾食品所占據，反而更有可能因為營養失衡而導致隱性飢餓。

低營養、高熱量飲食	低熱量、高營養飲食
100 公克的炸雞熱量約 300 大卡，100 公克的薯條熱量約 200 大卡，一份炸雞至少有 200 公克，一份薯條也有 100 公克以上，二者加起來的熱量超過 800 大卡，攝取之後還會產生有害物質，長期這樣吃不只會堆積脂肪，還會有害健康。	100 公克的花椰菜熱量是 36 大卡，100 公克的大白菜熱量是 20 大卡，一份花椰菜加上一份大白菜的份量大概是 300 公克，二者熱量相加也不會超過 100 大卡，還能補充多種礦物質、維生素跟膳食纖維，有助於腸胃蠕動，提升飽足感，健康減脂。

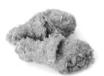
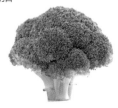
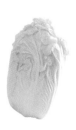

二、營養均衡 VS 營養不良，
　營養均衡對身體有什麼幫助？

　　只要飲食均衡，就能攝取很多微量營養素，這些微量營養素會加速脂肪燃燒，避免脂肪堆積，所以飲食多樣性、營養均衡特別重要。

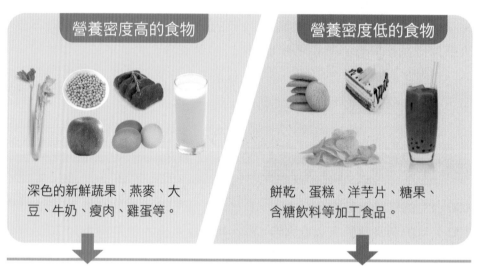

營養密度高的食物	營養密度低的食物
深色的新鮮蔬果、燕麥、大豆、牛奶、瘦肉、雞蛋等。	餅乾、蛋糕、洋芋片、糖果、含糖飲料等加工食品。
長期吃新鮮蔬果、清淡飲食的人熱量控制在合理範圍內，營養也比較均衡，有利於清除內臟脂肪，保持身體健康。	長期吃油炸食品及高糖分、重口味食物的人容易攝取過高的熱量，導致內臟脂肪堆積。

三、為什麼營養均衡能燃燒更多的內臟脂肪？

　　脂肪分解是一場「營養素家族」的集體大作戰，人體攝取的營養素越全面，打敗脂肪的勝算就更大。想要將吃下去的食物有效地轉化成能量而不是變成脂肪堆積起來，需要由成千上萬的酶來決定，而這些酶又依賴於維生素和礦物質。比如，維生素 B1 能幫助碳水化合物分解，維生素 B2 有

利於脂肪分解，維生素 B6 有利於蛋白質的合成，鈣有利於脂肪酶的形成，鋅有利於蛋白質合成，鐵有利於血紅素合成等等。

其中，脂肪、碳水化合物的分解需要氧氣，一旦血紅素增加，攜帶氧氣的量就會提高，所以營養均衡能幫助脂肪分解，提升體內熱量消耗；反之，當這些營養素不足時，身體脂肪燃燒的速度減慢，就會容易肥胖。

所以，減肥過程單靠控制熱量是完全不夠的，還需要考慮營養補充，沒有全面且均衡的營養是極容易反彈的，而且還有可能比以前更胖。科學的減肥方法就是補充全面、均衡的營養，讓身體有更多的能量消耗脂肪，再來控制攝取的熱量，達到減肥的目的。

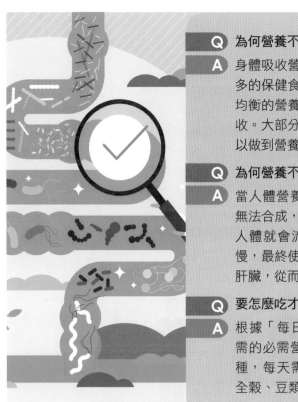

Q 為何營養不在多，而在全面與均衡？

A 身體吸收營養就像木桶原理，即使吃再多的保健食品，如果沒辦法攝取全面且均衡的營養，多餘的營養素也未必能吸收。大部分的人不是缺乏營養，而是難以做到營養均衡。

Q 為何營養不均衡會影響脂肪燃燒速度？

A 當人體營養攝取不足時，載脂蛋白就無法合成，肌肉失去原料（脂蛋白），人體就會流失肌肉，使得新陳代謝變慢，最終使得大量的三酸甘油酯堆積在肝臟，從而引起脂肪肝。

Q 要怎麼吃才算是營養均衡呢？

A 根據「每日飲食指南」建議，人體所需的必需營養素（包括熱量）共約 40 種，每天需攝取足量的蔬菜、水果、全穀、豆類、堅果種子及乳品類。

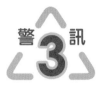

吃得不多，卻比以前胖——基礎代謝率下降

一、人到中年會發胖，是因為代謝變慢

基礎代謝率下降的惡性循環：

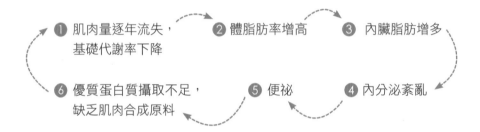

① 肌肉量逐年流失，基礎代謝率下降　② 體脂肪率增高　③ 內臟脂肪增多

⑥ 優質蛋白質攝取不足，缺乏肌肉合成原料　⑤ 便祕　④ 內分泌紊亂

隨著年齡增長，基礎代謝率會逐漸降低

　　人體在 8 ～ 25 歲的成長發育期需要大量能量，所以基礎代謝率較高，過了 25 歲之後，基礎代謝率便開始下降，而過了 40 歲之後，基礎代謝率降低的趨勢會更加明顯。

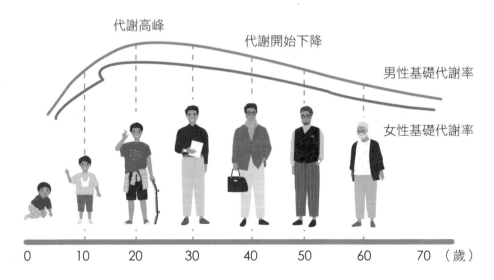

二、高蛋白飲食與輕斷食，
　　哪一種能增肌、提高基礎代謝率？

　　肌肉是由蛋白質和水分所構成的，其中蛋白質大概占肌肉的 27%，因此高蛋白飲食更有利於增肌減脂。更確切來說，肌肉是由肌纖維（肌肉細胞）所組成的，每根肌纖維是由較小的肌原纖維所組成，而每根肌原纖維則是由纏繞在一起的兩種絲狀蛋白質（肌凝蛋白和肌動蛋白）組成。所以說，要想增肌，就需要提高蛋白質的攝取量，這就是高蛋白符合減脂增肌需求的原因。

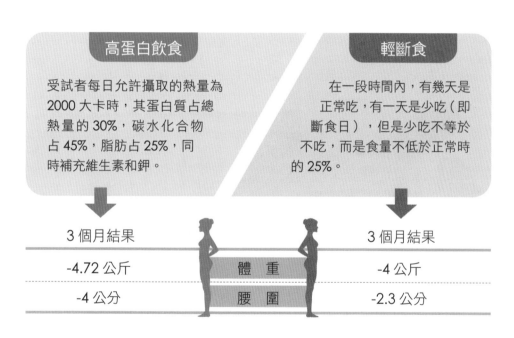

高蛋白飲食		輕斷食
受試者每日允許攝取的熱量為 2000 大卡時，其蛋白質占總熱量的 30%，碳水化合物占 45%，脂肪占 25%，同時補充維生素和鉀。		在一段時間內，有幾天是正常吃，有一天是少吃（即斷食日），但是少吃不等於不吃，而是食量不低於正常時的 25%。
3 個月結果		3 個月結果
-4.72 公斤	體　重	-4 公斤
-4 公分	腰　圍	-2.3 公分

　　對於減脂和塑造好身材來說，蛋白質是最重要的營養素。攝取高蛋白可以幫助人體提高新陳代謝，控制食欲，並且改善管控體重的激素，從而減輕體重，縮小腰圍。

三、為什麼肌肉比例大、基礎代謝率高能精準瘦肚？

　　如果提升了肌肉含量，那麼基礎代謝率就會提高，必然就會消耗更多的熱量。1 公斤的脂肪每天消耗 4 ～ 10 大卡熱量，而 1 公斤肌肉能消耗 75 ～ 125 大卡，粗壯的肌纖維在充血時需要更多血液和 ATP（腺苷三磷酸），所以肌肉比例大，新陳代謝自然快。如果節食而不運動，就會使肌肉流失，進而降低基礎代謝率，剛開始的減肥效果可能比較明顯，但慢慢地速度會放緩，最終進入停滯期。

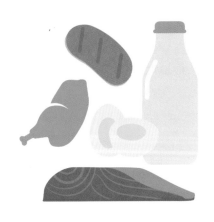

Q 為什麼需要高蛋白飲食？

A 每天需要攝取的蛋白質應占總熱量的 10% ～ 15%，以緩解肌肉的流失。

Q 蛋白質要選植物蛋白還是動物蛋白？

A 如果攝取的全都是動物蛋白，就有可能造成膽固醇過量，因此適當地攝取植物蛋白會更利於健康減脂。

Q 需要配合高強度運動嗎？

A 長時間進行中等以上強度的運動會讓蛋白質提供能量的比例升高，有時候甚至高達 10% 以上，所以長時間的高強度運動是非常消耗肌肉的，也無法達到提升基礎代謝率的效果。

　　小腹對應的是腹壁最內層的腹橫肌，它是重要的深層肌肉之一，被稱為「人體天然腰帶」。腹橫肌力量強，腹部就緊繃纖細；相反，腹橫肌力量弱，就容易堆積脂肪，造成下腹肥胖。所以，當肌肉比例增加，就能更好地「捆綁」內臟脂肪，對瘦肚子更有幫助。

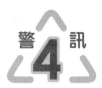

壓力大，一直吃東西——皮質醇分泌失調

一、越忙越胖，職場壓力肥的背後原因

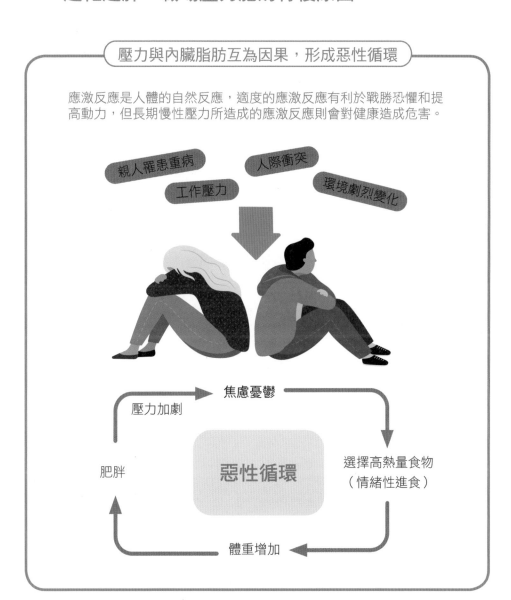

壓力與內臟脂肪互為因果，形成惡性循環

應激反應是人體的自然反應，適度的應激反應有利於戰勝恐懼和提高動力，但長期慢性壓力所造成的應激反應則會對健康造成危害。

親人罹患重病

工作壓力

人際衝突

環境劇烈變化

焦慮憂鬱

壓力加劇

肥胖

惡性循環

選擇高熱量食物（情緒性進食）

體重增加

　　應激性激素（特別是糖皮質激素上升）會給身體「需要補充儲備能量」的信號，尤其提高對碳水化合物、脂肪等熱量物質的需求，打破身體能量的消耗平衡，這將促進食欲，使人胃口大開，甚至暴飲暴食；攝取的熱量增加時，也促使熱量以脂肪形式儲存在體內，導致體重增加。

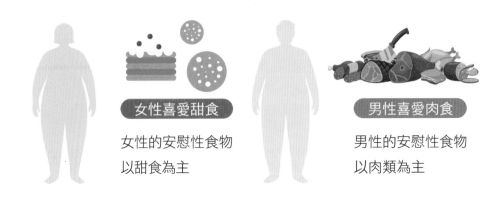

女性喜愛甜食
女性的安慰性食物
以甜食為主

男性喜愛肉食
男性的安慰性食物
以肉類為主

二、情緒性進食的 5 個判斷標準

　　為舒緩壓力而產生的進食行為並非身體必需，容易儲存過多脂肪，這裡整理了情緒性進食的 5 個判斷標準，大家來檢測一下吧！如果出現下列情況中的其中一種，那就有可能是情緒性進食。

① 飢餓感來得很突然，一下子就很餓，想要馬上吃到食物。

② 想吃的都是甜食或重口味的食物，如冰淇淋、奶油蛋糕、油炸食品、串燒、火鍋等。

③ 瘋狂進食的飢餓感伴隨著焦躁、孤獨等負面情緒。

④ 吃飽了也不想停下來。

⑤ 滿足感的持續時間很短，又會充滿悔恨和罪惡感。

三、如何將壓力從飲食中清除？

情緒性進食過後，壓力的根源並未消除，依然會覺得焦慮，而且很快又會進入下一輪暴食，如此循環就容易造成「壓力肥」。遇到壓力時，可以用聽音樂、寫日記、運動等方式來緩解，而不是透過吃來解決問題，不健康的進食方式反而給身體帶來更多負擔，一定要警惕壓力陷阱。

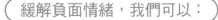

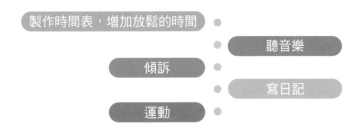

緩解負面情緒，我們可以：

製作時間表，增加放鬆的時間
聽音樂
傾訴
寫日記
運動

Q 如何降低皮質醇？

A 適量運動，如力量訓練，除了促進肌肉生長還能調節皮質醇的釋放，為燃燒體內脂肪創造更好的環境。

Q 熬夜和皮質醇有關係嗎？

A 腎上腺控制人的晝夜節奏，熬夜會刺激腎上腺激素分泌皮質醇，因此晚上該睡不睡，白天該起不起，皮質醇就會分泌不停。

Q 如果真的很想吃東西怎麼辦？

A 高碳水飲食包括豆粕（大豆提取豆油之後的下腳料）會使胰島素升高，導致脂肪堆積，同時還會刺激皮質醇升高；過量的咖啡因雖然能促進脂肪代謝，同時也會引起皮質醇值迅速升高，因此拒絕咖啡因、酒精、反式脂肪酸（所有加工食品），吃一些新鮮蔬果和無麩質穀物（如藜麥、小米等）可以幫助身體恢復體內激素平衡，保持血糖穩定。

警5訊　動一動就氣喘吁吁──
運動不足

一、用減少攝取熱量的方式來減脂是不可取的

　　理論上來說，人體熱量攝取大於消耗就會發胖，所以很多減肥者會選擇減少攝取熱量的方式來減肥，但減重不是只有減少攝取就可以成功瘦下來的。

減少攝取	增加消耗
身體發現攝取的熱量減少了，會分泌各種刺激食欲的激素，並且會自動消耗自身的蛋白質供應能量，這樣有可能會造成心肌和血管平滑肌的蛋白質逐漸流失，從而導致心血管疾病。	身體有一種調節機制叫做「代謝補償（代謝適應）」，當你努力運動減脂時，身體會自動降低基礎代謝以維持能量平衡，而越胖的人，代謝補償越多。

　　所以，我們不提倡單純的節食減肥，但是透過健康運動來消耗熱量也未必馬上見效。想要正確的減肥，我們可以用低熱量的食物代替各種高熱量的食物，這樣不用挨餓、不用減少食物份量也能控制熱量，還能降低飢餓感。

　100g 蒸蛋
56 大卡

　150g 白飯
174 大卡

　150g 白灼菜心
68 大卡

200g 黑胡椒牛柳
122 大卡

= 420 大卡

| 110g 薯條 | 130g 漢堡 | 500g 可樂 | |
| 330 大卡 | 590 大卡 | 225 大卡 | = **1145 大卡** |

二、節食瘦身與運動瘦身哪一種能真正燃燒脂肪？

　　單純節食或者單純靠運動都不能達到理想的減肥效果，最好的減肥模式應該是二者結合，找到身體平衡點，在控制攝取熱量的同時透過合理的運動增加熱量消耗，才能真正達到減肥效果。其中，理想的瘦身速度是每 3 個月減去原體重的 5% ～ 10%，過快或過慢都不好。

節食瘦身	運動瘦身
減的是「體重」，效果比較明顯，每個月約 2.5 公斤，但減體重的同時也會減少肌肉組織，降低基礎代謝率，恢復飲食之後反彈快。	減的是「脂肪」，效果不明顯，每個月約 0.5 公斤，但不會明顯增加食欲且不容易反彈。

推薦方法：節食瘦身和運動瘦身相結合

每天攝取的熱量減少 600 大卡，分 4 ～ 5 餐進食，並攝取低脂、低碳、高蛋白、高膳食纖維。	進行中等強度的運動，例如散步、騎車、游泳，且每天至少 30 分鐘，最好 60 分鐘，每週 5 天。

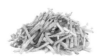

三、既然節食也能瘦身，那還需要運動嗎？

減肥不僅是減輕體重，更重要的是保持健康以及降低與肥胖相關的疾病風險，這兩點光靠節食是辦不到的。在減掉相同體重的情況下，運動減肥者能減掉的不僅僅是體重，而是更多的脂肪以及內臟脂肪，即使體重沒有明顯下降，內臟脂肪也會有所下降，不僅提升了心肺功能，還減少了心血管疾病以及其他慢性疾病的風險。

> **Q** 每天走一萬步，這是有根據嗎？
>
> **A** 根據研究顯示，每天走路少於 5,000 步的人將每日步數增加到 10,000 步左右，在不做任何飲食控制的情況下，平均每個月能減少 1.3 公斤的體重，並且能夠降血壓（舒張壓下降 3.8mmHg），但是對於空腹血糖和血脂並沒有太大改善。
>
> **Q** 鍛鍊到什麼程度才能夠減肥呢？
>
> **A** 在完全不控制飲食的情況下，減重需要較大運動量，例如每週運動 150 分鐘左右，平均每天運動消耗 160 ～ 280 大卡，減重不超過 2 公斤。因此想要減重，一般女性需要每天運動消耗 500 大卡，男性需要運動消耗 700 大卡，3 個月左右才能減重 5% ～ 7%。
>
> **Q** 要做什麼樣的運動才能消耗 **500** 大卡和 **700** 大卡呢？
>
> **A** 以跑步為例，在跑步機上跑 1 小時（平均速率 6 ～ 8 公里 / 時），對於體重 50 公斤的人來說，可以消耗 500 大卡，而對於體重 70 公斤的人來說，可以消耗 700 大卡。

第 **3** 章

控醣減脂，內臟脂肪不增加，腰圍輕鬆瘦

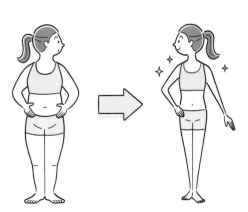

01 內臟脂肪大敵之一：糖攝取超標

一、糖類是怎麼轉化成內臟脂肪的？

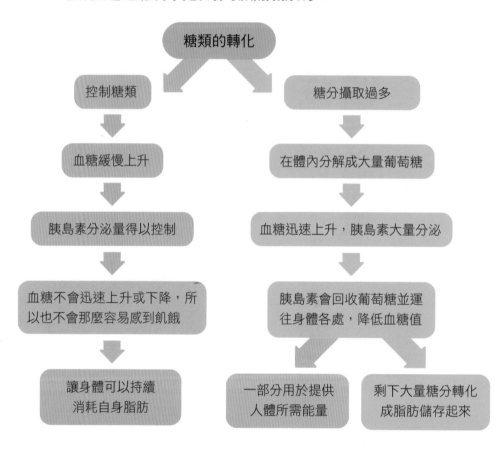

糖類的轉化

控制糖類

糖分攝取過多

血糖緩慢上升

在體內分解成大量葡萄糖

胰島素分泌量得以控制

血糖迅速上升，胰島素大量分泌

血糖不會迅速上升或下降，所以也不會那麼容易感到飢餓

胰島素會回收葡萄糖並運往身體各處，降低血糖值

讓身體可以持續消耗自身脂肪

一部分用於提供人體所需能量

剩下大量糖分轉化成脂肪儲存起來

高糖飲食讓人變胖的 3 個原因

脂肪新生

攝取的精緻碳水會先提供身體能量，剩下的作為糖原儲備起來，還用不完則被轉化為脂肪。

碳水上癮

簡單糖會讓人產生幸福感，讓人越吃越想吃，不知不覺就過量了，導致肥胖。

胰島素阻抗

經常攝糖過量，胰島素會一直處於分泌狀態，導致胰島素阻抗。此時的身體就會釋放儲存脂肪的信號，使人發胖。

二、為什麼減糖能讓人變瘦？

　　瞭解了發胖和燃脂的原理，你就會明白控糖是多麼重要——減糖能使血糖值保持穩定，不易堆積脂肪。

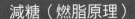

減糖（燃脂原理）

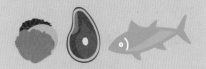

吃高蛋白食物

分解為氨基酸
血糖值平穩上升
分泌必要的胰島素
氨基酸代謝利用以維持身體功能

利用脂肪

利用脂肪供給身體能量，
減少脂肪堆積

血糖值保持穩定

不容易餓

燃燒脂肪

減少糖分攝取
引導利用脂肪
減少脂肪堆積
塑造健美身材

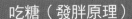

吃糖（發胖原理）

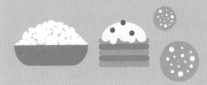

吃高糖食物

分解為葡萄糖，進入血液
血糖值迅速上升
大量分泌胰島素
葡萄糖轉化為能量或暫時以
糖原的形式儲存在肝臟中

堆積脂肪

利用糖原供給身體能量，
難以利用脂肪

血糖值急劇下降

很快就餓

生成脂肪

攝取過多糖分
身體儲存脂肪
不斷發胖
引發慢性疾病

三、吃白糖、白飯和雜糧飯有什麼區別？

根據糖分含量和它們之間的複雜連接程度，碳水化合物大致可分為簡單碳水化合物和複合碳水化合物：

簡單碳水化合物	複合碳水化合物
也就是人們常說的糖，如蔗糖（白糖、糖果等）、水果中的果糖等，能迅速提供身體熱量。另外餅乾、蛋糕、碳酸飲料、蜂蜜、白飯及精製麵粉製成的麵條、饅頭等食物皆是。	主要是以富含膳食纖維的食物為主，包括穀物粗糧和根莖類蔬菜。蕎麥、燕麥、藜麥、小米、糙米、豆類、地瓜、玉米等都屬於複合碳水化合物食物。

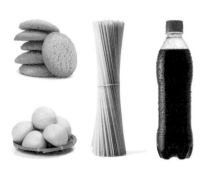

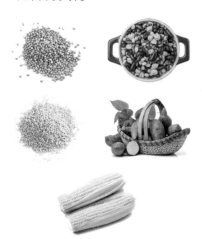

升糖對比

血糖升得快、降得快，很快就會有飢餓感，讓人更想吃東西，簡單總結為生效快、持續時間短。	與精製碳水化合物相比，複合碳水化合物在人體內的消化速度慢，可持久提供能量，飽足感強。

營養對比

糖米相對於白米含有更豐富的營養素，其中膳食纖維、維生素 B 群、維生素 E 含量尤為明顯。

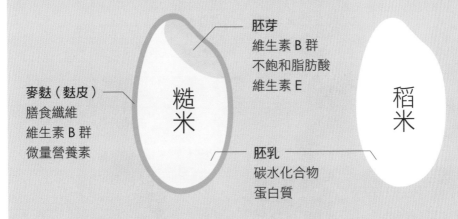

胚芽
維生素 B 群
不飽和脂肪酸
維生素 E

麥麩（麩皮）
膳食纖維
維生素 B 群
微量營養素

糙米

稻米

胚乳
碳水化合物
蛋白質

白糖	白飯	雜糧飯
每 100 公克 含糖量 99.9 公克	每 100 公克 含糖量 25.9 公克	每 100 公克 含糖量 15.1 公克
・優點 　為人體提供糖分和熱量，同時滿足味蕾。	・優點 　提供人體必需的碳水化合物和蛋白質，因為是精緻加工，口感較好。	・優點 　含維生素、礦物質及膳食纖維。膳食纖維的飽足感強，更耐餓且更有利於減糖。
・缺點 　升糖指數高，容易堆積脂肪，對身體弊大於利。	・缺點 　精緻加工之後導致一部分營養流失，營養成分不完整。	・缺點 　膳食纖維較難消化，不適合腸胃功能較弱的人。

02 內臟脂肪大敵之二：膳食脂肪過多

一、膳食脂肪是怎麼轉化成內臟脂肪的？

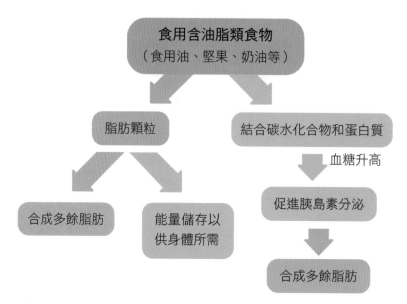

脂肪讓人變胖的 3 個原因

脂肪熱量密度較高	飽和脂肪酸攝取過多	反式脂肪酸攝取過多
1 公克蛋白質和 1 公克碳水化合物在體內氧化代謝能夠產生 4 大卡的熱量，而 1 公克的脂肪能產生 9 大卡的熱量。	飽和脂肪酸多存於動物脂肪以及乳脂中，富含膽固醇，容易讓人發胖。	反式脂肪酸需要長達 50 ～ 60 天才能被完全代謝，還會導致膽固醇升高，進而引發高膽固醇血症。

二、減少膳食脂肪，1 年多瘦 10 公斤

　　膳食脂肪是指每日所吃各種食物含油脂的總和，主要有食用植物油、動物性食物、豆製品、堅果等主要食物來源。

　　根據建議，膳食脂肪供給量不宜超過總熱量的 30%。例如，一位身高 185 公分，從事輕度工作的男性每天需要攝取約 2400 大卡的熱量，那麼他需要攝取的脂肪量為：2400 大卡 ×30% = 720 大卡。1 公克的脂肪可以產生 9 大卡的熱量，即 720÷9 = 80 公克，因此他只需要 80 公克的脂肪就能滿足攝取需求。

脂類平衡的方法

　　膳食脂肪最好的攝取平衡是一半來自動物（含飽和脂肪酸），另一半來自植物油（含不飽和脂肪酸）：

動物脂肪 40 公克 ≈ 拇指大小的豬油或牛油

植物脂肪 40 公克 ≈ 30 毫升的炒菜油 + 20 克的堅果

　　值得注意的是，這個舉例並不包含反式脂肪酸，因此需要控制反式脂肪酸的攝取量，如果超過上面的量，容易使內臟脂肪增加。

　　研究發現，日常減少飽和脂肪酸的攝取量，並保證攝取量不高於總熱量的 10%（飽和脂肪酸自帶的酯香味會促進大腦釋放多巴胺，快樂的情緒能增加抑制食欲的激素——瘦素的分泌，防止暴食），增加不飽和脂肪酸的攝取量可以提高燃脂效率。那麼要如何減少飽和脂肪酸的攝取量呢？

1. 飲用脫脂牛奶或者是含脂 1 ～ 2% 的低脂牛奶。
2. 盡量選擇豬牛羊瘦肉、魚肉以及去皮的禽肉。
3. 用蒸或煮的方法烹調肉類，不需要另外加入油脂，還能保留食物原有的營養素。
4. 多吃魚類，魚類大多是低脂肉類，即使脂肪含量較高的魚類，如鮭魚、鯖魚等也都含有健康的脂肪酸。
5. 自製沙拉醬料，將加入的油量減半，或用有風味的醋替代。

03 根據不同目標逐步限醣

一、瘦 1 ～ 2 公斤：每日醣分攝取量 200 ～ 250 公克

以下情況者，可以嘗試輕度減醣：

1. 只想瘦 1 ～ 2 公斤。

2. 對減醣半信半疑，但又躍躍欲試。

3. 離不開白飯、麵類等精緻澱粉食物，攝取蔬菜、蛋白質類過少。

4. 想健康減肥且不減肌肉，也不希望大幅改變現在的生活。

（一）減醣方法

① 不吃白糖、蔗糖。

② 每餐醣分攝取量約 65 ～ 80 公克。

③ 白飯減至平時的 2/3。

④ 盡量不在菜肴中添加糖並選擇含糖量較低的水果，如蘋果、柚子。

⑤ 用白開水、淡茶水替代市售飲料。

⑥ 攝取足夠的蛋白質，每公斤體重需攝取 1 ～ 1.5 公克的蛋白質。

（二）一日三餐減醣建議

早餐	午餐	晚餐
建議可以吃 1 杯牛奶、1 個水煮蛋、1 根小香腸、2 片全麥麵包	將正常飯量減至 2/3	盡量在家自己做，減少高糖、高鹽飲食，並將正常飯量減至 2/3，適量增加非根莖類蔬菜的攝取量

注：減醣建議每日醣分攝取量不低於 100 公克，且執行減醣最好控制在 3 個月內，最多不宜超過 6 個月。

二、瘦 2 ～ 5 公斤：每日醣分攝取量 150 ～ 200 公克

以下情況者，可以嘗試中度減醣：

1. 目標瘦 2 ～ 5 公斤，每個月減脂 2 ～ 3 公斤。
2. 減醣已初見效果，想繼續維持。
3. 想增肌減脂。
4. 想平穩控制血糖，避免血脂異常。
5. 不能完全捨棄白飯、麵條。
6. 想長期堅持，但又不想太辛苦。

（一）減醣方法

① 每餐醣分攝取量約 50 ～ 65 公克。
② 白飯減至平時的 1/2。
③ 攝取足夠的蛋白質，每公斤體重需攝取 1 ～ 1.5 公克的蛋白質。
④ 用白開水、淡茶水替代市售飲料。
⑤ 零食盡量選擇乳酪、原味堅果等。

（二）一日三餐減醣建議

早餐	午餐	晚餐
建議可以吃 1 杯牛奶、1 個水煮蛋、1 根香腸、2 片全麥麵包或者 1 杯牛奶加 1 份蔬菜蛋吐司（1 片麵包、1 個雞蛋、蔬菜組合）	將正常飯量減至 1/2	盡量在家自己做，減少高糖、高鹽飲食，並將正常飯量減至 1/2，適量增加非根莖類蔬菜的攝取量

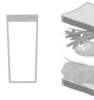
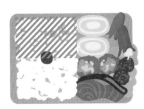
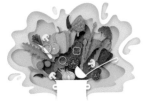

三、瘦 5 公斤以上：每日醣分攝取量 100 ～ 150 公克

以下情況者，可以嘗試重度減醣，但不推薦長期使用這個方法：

1. 想瘦 5 公斤以上，短期內實現快速減脂。
2. 平時不太吃主食，可有可無。
3. 血糖過高，想改善飲食、控制血糖。
4. 減醣態度堅決，意志堅定。

（一）減醣方法

① 每餐醣分攝取量約 35 ～ 50 公克。

② 白飯減至平時的 1/3。

③ 用湯或根莖類蔬菜代替白飯，增加飽足感。

④ 選用低醣食材、調味品。

⑤ 可以適當增加用餐次數，只要總醣量不超標即可。

（二）一日三餐減醣建議

早餐	午餐	晚餐
建議可以吃 1 杯牛奶、1 個水煮蛋、1 根香腸、1 碟蔬菜	將正常飯量減至 1/3	盡量在家自己做，減少高糖、高鹽飲食，不吃主食，可以適量用非根莖類蔬菜替代主食

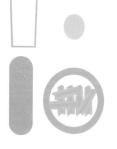
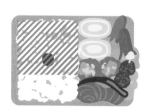
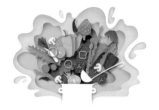

04 控好主食，精製糖減半，
內臟脂肪不堆積

一、加粗糧，搭配肉、菜吃到飽

　　白米、白麵屬於高 GI（升糖指數）碳水，食用後血糖會快速升高，人也容易餓，而粗糧（如糙米、藜麥）GI 值較低，食用後血糖上升速度較緩又能帶來飽足感，搭配肉和菜，耐餓又燃脂。

先吃菜和肉再吃主食，防止攝取過量碳水化合物。

粗糧和細糧比例 3：2，口感糯而不糠，而將菜加入飯中可以增加飯的體積。

每頓不少於 50 公克的主食，可以加入粗糧代替細糧，如糙米代替白米。白米、白麵不要煮得太爛、太軟，過度糊化會升高 GI 值，且盡量少加水。

在飯中加「料」，吃得飽才容易維持瘦

白飯裡面加點「膠」	白飯裡面加點「菜」	白飯裡面加點「豆」
燕麥、大麥、海藻等食物中含有可溶性膳食纖維，煮飯、煮粥時放一些可以延緩消化速度。	在白飯裡加少許的花椰菜、蘑菇、蘆筍、金針菇、海帶等高膳食纖維蔬菜，既能增加飯的體積又能提高飽足感。	黃豆、紅豆、豌豆等豆類不僅富含礦物質、膳食纖維、蛋白質，還可以延緩消化速度，米和豆 1：1 配合，明顯增加飽足感。

二、無法捨棄飯麵也有方法

　　如果真的很想吃白飯，可以直接將白飯減半，用肉類、蔬菜、低醣類的主食代替，例如吃一碗熱湯麵，可以用豆芽菜、豆腐、青菜代替半份麵條，不僅減醣，口感也更加豐富，營養更均衡。

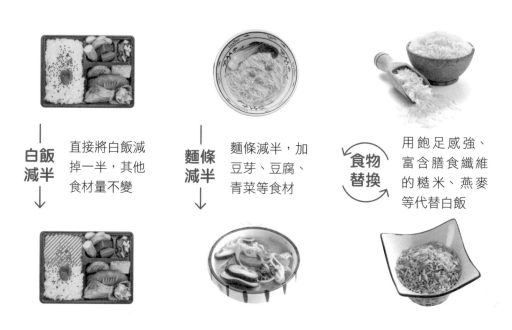

白飯減半
直接將白飯減掉一半，其他食材量不變

麵條減半
麵條減半，加豆芽、豆腐、青菜等食材

食物替換
用飽足感強、富含膳食纖維的糙米、燕麥等代替白飯

　　如果將碗中的主食減少一半，持續一年會產生什麼樣的效果呢？

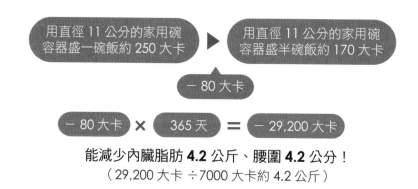

用直徑 11 公分的家用碗容器盛一碗飯約 250 大卡 ▶ 用直徑 11 公分的家用碗容器盛半碗飯約 170 大卡

－ 80 大卡

－ 80 大卡 × 365 天 ＝ － 29,200 大卡

能減少內臟脂肪 **4.2** 公斤、腰圍 **4.2** 公分！
（29,200 大卡 ÷7000 大卡約 4.2 公斤）

食譜說明：

1. 食譜均為 2 人份，為了方便大家有效減醣，每道食譜的熱量、醣類、蛋白質資料皆按照 1 人份來計算。
2. 所有食譜的營養素數據不包括調味料和食用油，可以 1 公克油等於 9 大卡的熱量來計算。根據「每日飲食指南」建議，每人依照熱量需求，每天油脂的攝取量應控制在 3 ～ 7 茶匙（約 15 ～ 35 公克），大家可以買料理噴瓶自行掌握油的用量。
3. 醣類即碳水化合物。
4. 雞蛋一個以 60 公克計算，吐司一片以 35 公克計算。
5. 為提供更多食譜以及節省版面空間，部分食材採用預製菜名稱（如南瓜丁、櫛瓜丁等），請讀者烹飪前先行備料。

減醣燃脂菜譜精選

南瓜薏仁飯

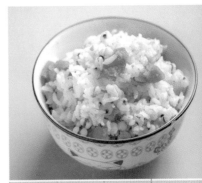

材料　南瓜丁 200g、白米 30g、薏仁 50g。

作法

❶ 將薏仁、白米洗淨，並將薏仁浸泡 4 小時，接著將南瓜切丁。

❷ 將白米、薏仁、南瓜丁和適量的水放入電鍋中，按下開關，煮至電鍋提示蒸好即可。

熱量	醣類	蛋白質
165kcal	34.7g	5.1g

什錦燕麥飯

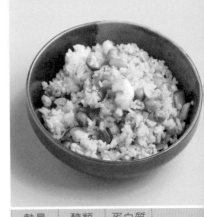

材料　白米 80g、燕麥 50g、蝦仁 60g、櫛瓜丁 30g、洋蔥丁 20g、豌豆 20g，醬油與白胡椒粉少許。

作法

❶ 將燕麥、白米分別洗淨，燕麥浸泡 4 小時，並將白米、燕麥和適量清水放入電鍋中煮熟。

❷ 豌豆洗淨，放入滾水煮 3 分鐘；蝦仁洗淨，去蝦線，切段，加少許的油、白胡椒粉醃。

❸ 熱鍋放油，放入蝦仁段、洋蔥丁、櫛瓜丁翻炒，炒至洋蔥丁微透明，放入豌豆和燕麥飯，滴入醬油，翻炒片刻即可。

熱量	醣類	蛋白質
256kcal	53.8g	9.8g

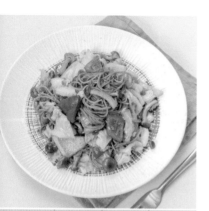

熱量	醣類	蛋白質
147kcal	24.3g	9.3g

時蔬拌蕎麥麵

材料　高麗菜塊 100g、鴻喜菇段 80g、豬肉餡 50g、蕎麥麵 50g、紅甜椒 25g、黃甜椒 25g，醬油、鹽適量，蔥末、薑末少許。

作法

❶ 豬肉餡用醬油醃 10 分鐘，接著將蕎麥麵煮熟。

❷ 熱鍋放油，爆香蔥末、薑末，放肉餡、鴻喜菇段煸炒。

❸ 放入高麗菜塊、甜椒塊炒熟，以鹽調味，盛出後放在蕎麥麵上拌勻即可。

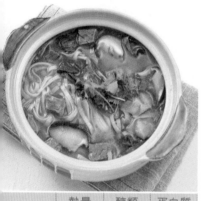

熱量	醣類	蛋白質
166kcal	23.8g	14.7g

牛肉番茄湯麵

材料　牛肉塊 100g、番茄塊 80g、山楂 10g、麵條 50g、油菜 50g、鮮香菇片 50g，蔥末、香菜、鹽各少許。

作法

❶ 牛肉塊川燙後放入鍋中，加適量清水和山楂煮 40 分鐘；油菜洗淨。

❷ 熱鍋放油，炒香蔥末，放番茄塊炒至軟，加清水煮開，放入麵條、牛肉塊、鮮香菇片，待麵條煮熟後，放入油菜稍煮，加入少許鹽和香菜碎調味即可。

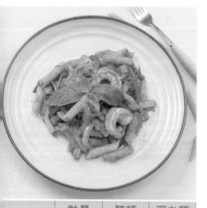

熱量	醣類	蛋白質
217kcal	26.3g	15.0g

蝦仁時蔬通心粉

材料　通心粉 50g、火腿丁 40g、泡發干貝 10g，蝦仁 100g、洋蔥絲 100g、紅甜椒絲 25g、黃甜椒絲 25g，橄欖油、番茄醬、薄荷葉各少許。

作法

❶ 鍋中放水燒開，放入通心粉煮熟，撈出過水，瀝乾後倒適量橄欖油拌勻。

❷ 另起鍋燒熱，放橄欖油，放入蝦仁、洋蔥絲、干貝和火腿丁，加番茄醬炒勻，放入通心粉和紅、黃甜椒絲，擺上薄荷葉即可。

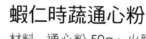

什錦馬鈴薯泥

材料　馬鈴薯塊 200g、紅蘿蔔丁 20g、玉米粒 20g、碗豆 20g、蒜末少許，鹽、胡椒粉各適量。

作法

❶ 馬鈴薯塊放入蒸鍋蒸熟，用勺子碾成泥備用。

❷ 熱鍋放油，炒香蒜末，放入玉米粒、豌豆、紅蘿蔔丁翻炒 3 分鐘，放入鹽、胡椒粉調味，關火並加入馬鈴薯泥，用鍋中餘溫將馬鈴薯泥炒拌均勻即可。

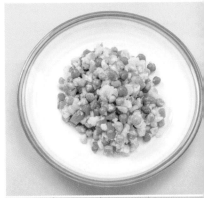

熱量	醣類	蛋白質
106kcal	22.4g	3.9g

香蕉紫薯捲

材料　吐司 2 片、牛奶 30g，紫薯塊 100g、香蕉段 100g。

作法

❶ 紫薯塊蒸熟，放入碗中，加入牛奶，用勺子壓成紫薯泥。

❷ 吐司切掉四邊，用擀麵杖擀平，取紫薯泥均勻塗在吐司上，放上香蕉段，捲起，切小段即可。

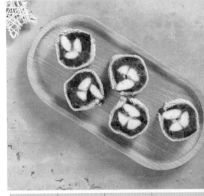

熱量	醣類	蛋白質
184kcal	39.7g	4.2g

鮪魚三明治

材料　鮪魚罐頭 100g、番茄 50g、吐司 2 片、雞蛋 1 個、生菜 20g、洋蔥 20g。

作法

❶ 番茄洗淨切片，雞蛋煮熟切片，洋蔥洗淨切碎，生菜洗淨備用。

❷ 吐司上放生菜，從罐頭裡取出適量鮪魚平鋪在生菜上，依次鋪上番茄片和雞蛋片，再撒上洋蔥碎即可。

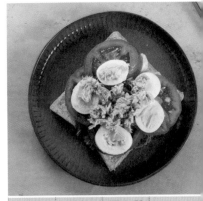

熱量	醣類	蛋白質
192kcal	20.3g	17.5g

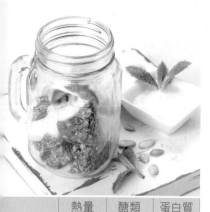

地瓜燕麥優格

材料　地瓜塊 100g、優酪乳 100g、熟葵花籽 20g、熟南瓜籽 20g、燕麥片 50g、薄荷葉 5g。

作法

❶ 地瓜塊上鍋蒸熟，壓成泥，加入燕麥片、熟南瓜籽和熟葵花籽攪拌均勻，捏成 2 公分大小的正方塊。

❷ 烤箱烤 15 分鐘後取出，放涼後倒入優格，用薄荷葉裝飾即可。

熱量	醣類	蛋白質
280kcal	36.7g	11.4g

南瓜紅米粥

材料　紅米 50g、南瓜塊 100g、紅豆 40g、紅棗 5 枚、紅豆 40g。

作法

❶ 紅米、紅豆洗淨後用水浸泡 4 小時；紅棗洗淨，去核。

❷ 鍋內加適量清水燒開，加入紅米、紅豆，用大火煮開後轉小火煮 40 分鐘，加紅棗、南瓜塊，煮至紅米煮軟、紅豆煮爛即可。

熱量	醣類	蛋白質
179kcal	38.8g	6.3g

松仁玉米

材料　玉米粒 400g、枸杞子 10g，松子 50g、黃瓜丁 50g，鹽適量，蔥末、薑片各少許。

作法

❶ 鍋熱放油，松子小火炒香，炒好後起鍋備用。

❷ 鍋留底油，炒香蔥末、薑片後，倒入玉米粒、黃瓜丁、枸杞子翻炒至熟，加鹽調味即可。

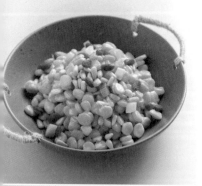

熱量	醣類	蛋白質
281kcal	35.1g	8.2g

黑胡椒牛肉時蔬捲

材料　牛肉絲 125g、洋蔥絲 100g、黃瓜片 80g、雞蛋
1 個，番茄片 50g、潤餅皮 50g，迷迭香、黑胡椒粉、
醬油、鹽各少許。

作法

❶ 將蛋打散入鍋，煎成蛋皮，切絲；牛肉絲用黑胡椒
粉、醬油、鹽醃漬入味，煎熟，加入洋蔥絲、黃瓜
片和番茄片炒至剛好熟。

❷ 準備好現成的潤餅皮，放上食材捲好，煎熟，切
段，用迷迭香點綴即可。

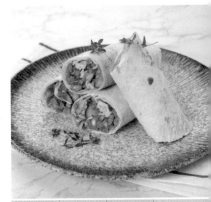

熱量	醣類	蛋白質
194kcal	13.2g	20.2g

韭菜豆渣餅

材料　黃豆渣 50g、玉米粉 80g、韭菜碎 40g、雞蛋
1 個，鹽、香油各少許。

作法

❶ 黃豆渣、玉米粉、韭菜碎混合均勻，打入雞蛋，用
鹽和香油調味並攪拌均勻，捏成適量大小圓形，壓
成餅狀。

❷ 平底鍋熱放油，放入小餅煎至兩面金黃即可。

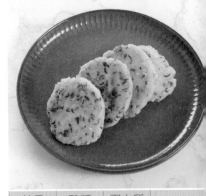

熱量	醣類	蛋白質
175kcal	28.3g	7.0g

蕎麥煎餅

材料　蕎麥粉 30g、雞蛋 1 個、豆腐絲 20g、瘦豬肉絲
50g、高麗菜絲 30g、青椒絲 30g，醬油、鹽各適量。

作法

❶ 將蛋液、鹽加入蕎麥粉中，攪拌成糊狀，用煎餅鍋
做成薄餅，待熟後，取出備用。

❷ 鍋熱放油，將肉絲、高麗菜絲、豆腐絲加鹽、醬油
炒熟，加入青椒絲略炒之後，捲入薄餅內即可。

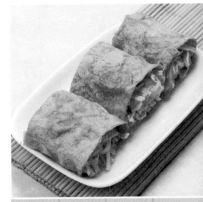

熱量	醣類	蛋白質
155kcal	13.5g	13.4g

05 家禽畜肉這樣吃，補足優質蛋白，高效燃脂

一、選對部位、吃對量，代謝無負擔

脂肪含量低的肉類特別適合需要減脂的人食用，有助於塑造體型：

牛肉	豬肉	雞肉
牛腿肉和牛里肌（牛柳）脂肪含量較少；牛肋脊肉、牛腩的脂肪含量較多。烹飪時，應去除白色的油脂。	五花肉、肉餡的脂肪含量較多，應避免食用過多。豬腿肉和里肌脂肪含量少，蛋白質含量高，富含維生素 B，是值得推薦的食材。	需去除雞皮後烹飪，特別推薦食用雞胸肉。

二、如何簡單估算蛋白質

- 1 份豆魚蛋肉類食物（35 公克）中，約含 7 公克的蛋白質（肉類可選用牛瘦肉、豬瘦肉、雞胸肉等，魚類可選用鱈魚、鮭魚等）。
- 1 份乳製品（250 公克）約含 8 公克的蛋白質。
- 1 份澱粉類食物（80 公克）約含 2 公克的蛋白質。

為了估算方便，我們採用手掌估算法，並以 7 公克的蛋白質為例：

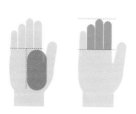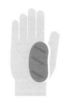

7 公克蛋白質＝一份豆魚蛋肉類食物
≈1/2 掌心大小、0.5 公分厚度的肉
≈3 根手指大小、0.5 公分厚度的肉

豬肉、牛肉
生重 35 公克

雞肉、魚肉
生重 35 公克

或

三、肉類健康減醣烹飪要點

用較健康的烹飪方式，可以避免攝取過多的脂肪和熱量：

用烤網、烤爐的烹飪方式去除多餘脂肪

料理前可以先將大塊的脂肪切除，接著用烤網、烤爐去除多餘油脂，再利用鹽和檸檬汁調味，可以讓味道更爽口。

搭配蔬菜、海藻、菌菇類一起吃

吃肉的時候，可以搭配蔬菜、海藻、菌菇類增加飽腹感，以免吃下過量的肉。

內臟和皮的膽固醇含量高，避免食用

肝臟、雞胗、雞皮、豬皮等都含有高膽固醇，烹飪加工時應盡量去除，避免食用。

四、蛋白質食物熱效應更大，消耗更多熱量

食物在經過人體咀嚼、消化、吸收以及代謝之後，所需要額外消耗的熱量是不同的：

食物類型	食物熱效應比例	總熱量 1600 大卡食物需要消耗的熱量
純碳水化合物	5%～6%	80～96 大卡
純脂肪類食物	4%～5%	64～80 大卡
純蛋白質類食物	30%～40%	480～640 大卡
混合型膳食	約 10%	約 160 大卡

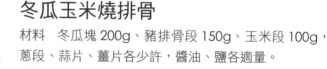

減醣燃脂菜譜精選

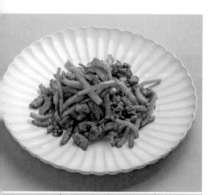

青椒炒肉絲

材料　豬肉絲 150g、青椒絲 200g，太白粉、醬油、料酒（黃酒）、豆瓣醬、鹽各適量。

作法

❶ 豬肉絲加入鹽、太白粉拌勻，醃製 10 分鐘。

❷ 鍋熱放油，加入豆瓣醬炒香，加入肉絲炒至剛好熟，加料酒和醬油翻炒均勻，最後加入青椒絲翻炒片刻即可。

熱量	醣類	蛋白質
125kcal	4.9g	16.2g

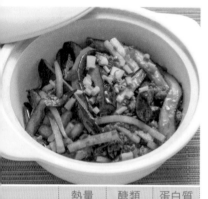

肉末茄子煲

材料　豬肉末 100g、茄子條 150g、冬筍絲 50g，蔥末、薑末、鹽各少許，醬油、太白粉各適量。

作法

❶ 豬肉末加太白粉、醬油醃漬 10 分鐘。

❷ 鍋熱放油，放蔥末、薑末爆香，放豬肉末炒至變色，放茄子條、冬筍絲翻炒幾下，加醬油、鹽燒至茄子條入味，然後倒入預熱的煲鍋內，小火燜 5 分鐘即可。

熱量	醣類	蛋白質
99kcal	6.0g	12.0g

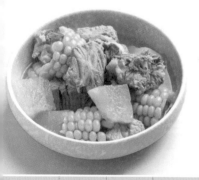

冬瓜玉米燒排骨

材料　冬瓜塊 200g、豬排骨段 150g、玉米段 100g，蔥段、蒜片、薑片各少許，醬油、鹽各適量。

作法

❶ 豬排骨冷水入鍋，川燙去血水，撈出。

❷ 鍋熱放油，爆香蔥段、蒜片、薑片，倒入排骨塊翻炒，加入醬油，再加入玉米段及適量熱水煮 50 分鐘，最後加冬瓜塊煮 10 分鐘，放鹽調味即可。

熱量	醣類	蛋白質
288kcal	13.8g	14.9g

蘿蔔燉牛腩

材料　牛腩塊 150g、白蘿蔔塊 250g，料酒、醬油、鹽、八角各少許，蔥末、薑片各適量。

作法

❶ 牛腩塊冷水入鍋川燙，撈出。

❷ 另起鍋放入牛腩塊、醬油、料酒、薑片、八角和適量清水，大火煮沸後轉小火燉 2 小時。

❸ 加入白胡蘿蔔塊，繼續燉至熟爛，放入鹽拌勻，撒上蔥末即可。

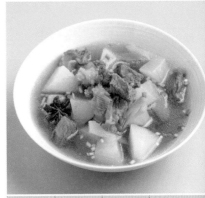

熱量	醣類	蛋白質
269kcal	5.0g	13.7g

蒜香骰子牛

材料　牛肉丁 200g，紅甜椒丁 50g、黃甜椒丁 50g、蒜片 20g、鹽 2g、黑胡椒粉少許。

作法

❶ 牛肉丁加黑胡椒粉、油醃漬 30 分鐘。

❷ 鍋熱倒油，將牛肉丁煎至七分熟，倒入蒜片、甜椒丁翻炒均勻，加鹽調味即可。

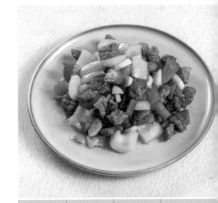

熱量	醣類	蛋白質
139kcal	7.3g	22.4g

金針炒牛肉

材料　牛瘦肉片 200g、金針菇 150g、辣椒碎少許，太白粉、鹽各適量。

作法

❶ 牛瘦肉片用太白粉、鹽醃製 5 分鐘。

❷ 鍋熱放油，爆香辣椒碎，放牛瘦肉片和金針菇，炒至將熟，用鹽調味即可。

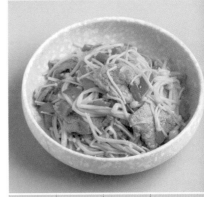

熱量	醣類	蛋白質
137kcal	5.8g	23.1g

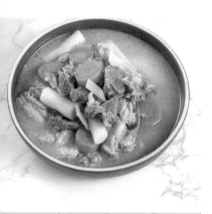

山藥蘿蔔羊肉湯

材料　羊肉塊 200g、紅蘿蔔片 100g、山藥段 100g、鹽 2g，薑片、蔥段、胡椒粉、料酒各適量。

作法

❶ 羊肉塊川燙，撈出。鍋熱放油，炒香薑片和蔥段，放入羊肉塊翻炒幾下。

❷ 砂鍋內放入炒好的羊肉塊、適量清水和料酒，煮沸後燉 2 小時。

❸ 加胡蘿蔔片、山藥段再燉 15 分鐘，加鹽、胡椒粉調味即可。

熱量	醣類	蛋白質
247kcal	10.2g	20.4g

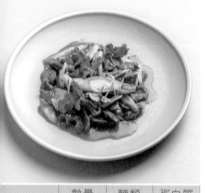

蔥爆羊肉

材料　羊腿肉片 200g、大蔥段 100g、蛋清半個，蒜片、香菜段、薑片、太白粉、太白粉水、鹽、醬油、醋各適量。

作法

❶ 羊肉片用鹽、醬油、蛋清、太白粉水醃漬 20 分鐘，放太白粉抓勻。

❷ 鍋熱放油，炒香薑片、蒜片，放入羊肉片炒到轉熟後，放蔥段翻炒，加入鹽、醬油、醋，炒到大蔥變軟，放入香菜段提味即可。

熱量	醣類	蛋白質
208kcal	2.9g	20.4g

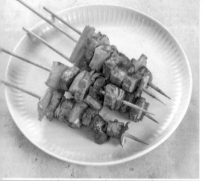

五彩蔬菜羊肉串

材料　羊肉 100g、洋蔥塊 30g、青椒塊 30g、紅蘿蔔片 30g、鮮香菇塊 30g、燒烤醬少許。

作法

❶ 鍋熱放油，羊肉塊煎至五分熟。

❷ 將上述食材穿成串，刷一層植物油和燒烤醬料，放進 180℃ 預熱的烤箱中層，上下火烤 15 分鐘即可。

熱量	醣類	蛋白質
119kcal	3.9g	11.1g

黃悶雞

材料　雞腿塊 240g、青椒塊 100g、洋蔥絲 100g、鮮香菇塊 50g，料酒、老抽、薑片、八角、鹽各少許。
作法
❶ 鍋熱放油，放入雞腿塊翻炒，加料酒、薑片、八角炒勻，加老抽上色，加鮮香菇塊炒勻。
❷ 加水沒過雞腿塊，大火燒開，小火燜 20 分鐘，加鹽，大火收汁，放入青椒塊、洋蔥絲翻炒至熟即可。

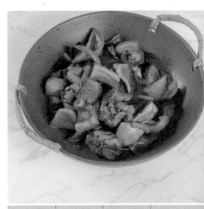

熱量	醣類	蛋白質
211kcal	7.7g	25.9g

烤雞翅時蔬沙拉

材料　雞翅 200g，紫甘藍絲 80g、高麗菜絲 80g、小香芹葉 30g、熟腰果 10g，油醋汁、燒烤醬料、醬油各適量。
作法
❶ 雞翅兩面劃刀，放醬油和燒烤醬料醃漬 1 小時；烤箱設定上下火烤 20 分鐘。
❷ 將高麗菜絲、紫甘藍絲和小香芹葉鋪在盤底，淋上油醋汁拌勻，放上雞翅和熟腰果即可。

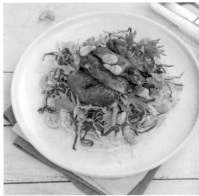

熱量	醣類	蛋白質
254kcal	11.1g	22.5g

蒜蓉雞胸肉

材料　雞胸肉 200g、蒜蓉 30g，料酒、醬油、老抽、鹽各適量。
❶ 雞胸肉橫刀分成兩部分，放上蒜蓉，加入料酒、醬油、老抽、鹽醃漬 30 分鐘。
❷ 平底鍋倒油燒熱，將雞胸肉放入鍋內煎至兩面金黃，可加少許水，加鍋蓋燜 1 分鐘即可。

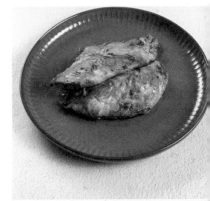

熱量	醣類	蛋白質
137kcal	4.8g	25.3g

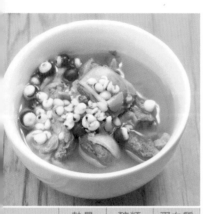

芡實薏仁老鴨湯

材料　老鴨塊 200g、芡實 30g、薏仁 50g，薑片、鹽各適量。

作法

❶ 薏仁、芡實洗淨，清水浸泡 4 小時。

❷ 鴨肉塊、薑片放入鍋內，加適量清水大火燒開。

❸ 加入薏仁和芡實，轉小火燉 2 小時，加鹽調味即可。

熱量	醣類	蛋白質
247kcal	23.4g	22.1g

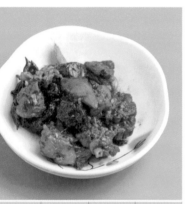

梅子薄荷鴨

材料　鴨肉塊 200g、鮮薄荷碎 5g、話梅 5 顆，米酒、老抽、醬油各少許，薑片、八角各適量。

作法

❶ 鍋熱放油，放薑片爆香，再放鴨肉塊煸香，倒入米酒繼續煸炒。

❷ 鴨肉塊炒至金黃色時加入醬油、老抽炒勻，然後放八角、話梅。

❸ 倒入適量清水，翻炒均勻後開小火燜一下。

❹ 收汁後倒進切碎的薄荷葉，翻炒均勻即可。

熱量	醣類	蛋白質
148kcal	3.9g	18.4g

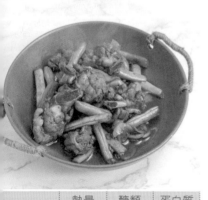

四季豆燒鴨

材料　鴨肉塊 200g、四季豆段 150g，薑片、蒜片、檸檬片各少許，鹽、老抽、白糖各適量。

作法

❶ 鴨肉塊放檸檬片，抓拌均勻，醃製 20 分鐘。

❷ 鍋熱放油，爆香薑片、蒜片，放鴨肉塊炒至鴨肉轉熟，加鹽、老抽翻炒至鴨肉七分熟時放四季豆段，煮熟即可。

熱量	醣類	蛋白質
160kcal	5.9g	20.2g

06 海鮮這樣吃，打碎脂肪，越吃越瘦

　　魚蝦類海鮮除了含有易消化吸收的蛋白質外，脂肪含量普遍較低，並且以豐富的不飽和脂肪酸為主，對心血管的健康大有益處，可降血脂、改善凝血機制，減少血栓形成；而魚肉中含有豐富的 DHA（二十二碳六烯酸）和 EPA（二十碳五烯酸），有益腦、降血脂的作用。

一、優質海鮮，減脂也能放心吃

　　身體和味蕾一個都不想辜負，既要低脂、低油、低熱量又要好吃、好看、好營養，魚蝦就是這類高蛋白、低脂肪、礦物質豐富的安心之選。

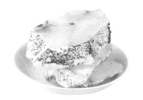

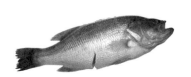

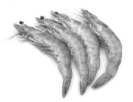

鱈魚	鱸魚	蝦
熱量低，富含鎂，可以促進腎上腺激素分泌，增強體內新陳代謝，達到燃燒脂肪的效果。	含有多不飽和脂肪酸，可以降低血液中脂肪的堆積。富含優質蛋白質，可以滿足人體所需的營養，還不會使人發胖。	高蛋白、低脂肪、營養好吸收，且可以和各種蔬菜搭配，非常適合減脂族群。

二、有效利用海鮮營養的烹飪重點

　　一般內臟脂肪高的人膽固醇也較高，適合吃魚蝦類海鮮，魚蝦含有不飽和脂肪酸和多不飽和脂肪酸，能夠降低膽固醇和血脂濃度，不只能防止脂肪堆積，還能夠提高細胞活性，幫助身體進行細胞代謝。

將魚蝦列入每天的配菜中

三餐中至少一餐要有魚蝦，保證每天攝取到魚蝦中的營養。

新鮮食材要趁新鮮的時候吃

EPA、DHA 放久容易氧化，因此不宜選擇魚乾，營養流失較多。

烹調方式最好不要選擇油煎炸

油煎炸後的熱量增高，盡量少用油煎炸的方式烹調。

蝦蟹類的頭、卵膽固醇含量高，應適量食用

蝦蟹類膽固醇大多集中在頭部和卵中，食用時可除去這部分。

三、不同的烹飪方式，含醣量、熱量也不同

清燉或清蒸鯽魚

含醣量 2.8 公克
135 大卡 / 100 公克

跑步 **16** 分鐘

清燉或清蒸可以保持食材原有的味道，又不用擔心醣量過高。

紅燒鯽魚

含醣量 5.7 公克
167 大卡 / 100 公克

跑步 **20** 分鐘

紅燒會使用大量的冰糖或者白糖，不僅含糖量高還會促進食欲，增加進食量，對減糖不利。

油炸鯽魚

含醣量 3.0 公克
277 大卡 / 100 公克

跑步 **34** 分鐘

油炸後的魚熱量大大增加，容易堆積脂肪。

減醣燃脂菜譜精選

清蒸鱸魚

材料　鱸魚 1 條，青椒絲 20g、紅甜椒絲 20g，蔥絲、薑絲、蒸魚豉油、料酒各適量。

作法
❶ 鱸魚處理乾淨，兩面劃刀，用料酒塗抹魚身，加蔥絲、薑絲醃漬 20 分鐘。
❷ 魚放盤內，鋪剩餘蔥絲、薑絲，蒸 15 分鐘。倒去盤內蒸魚湯汁，倒入蒸魚豉油，擺上青椒絲、紅甜椒絲，接著鍋熱燒油，將沸油淋在魚上即可。

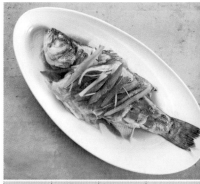

熱量	醣類	蛋白質
110kcal	1.8g	19.8g

美味燉魚

材料　草魚塊 200g，薑片、蒜片各少許，蔥花、鹽、醋、老抽、八角、桂皮各適量。

作法
❶ 鍋熱放油，放草魚塊煎至兩面金黃，撈出。
❷ 留底油，放入薑片、蒜片、八角、桂皮炒出香味，放入老抽、醋和適量清水，大火煮開，下煎好的魚，大火收汁後，加鹽調味，撒上蔥花即可。

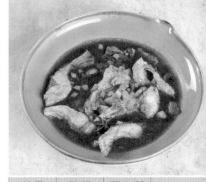

熱量	醣類	蛋白質
113kcal	0g	16.6g

芹菜炒鱔魚

材料　鱔魚段 150g、芹菜段 200g，蔥末、薑末、蒜末各少許，料酒、醬油、鹽各適量。

作法
❶ 鱔魚段川燙撈出備用。
❷ 鍋熱放油，倒入薑末、蒜末、蔥末、料酒炒香，倒入鱔魚段、醬油翻炒至七分熟，倒入芹菜段繼續翻炒幾分鐘，加鹽調味即可。

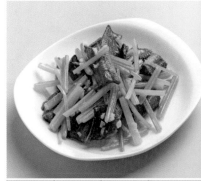

熱量	醣類	蛋白質
80kcal	2.7g	18.9g

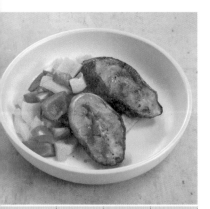

熱量	醣類	蛋白質
118kcal	2.5g	25.9g

香煎鱈魚佐甜椒

材料　鱈魚塊 250g、黃甜椒丁 30g、紅甜椒丁 30g，醬油、料酒各適量。

作法

❶ 鱈魚塊用廚房用紙吸乾水分，淋上醬油醃漬 10 分鐘。

❷ 鍋熱放油，放鱈魚塊煎至熟透，放入盤中。

❸ 甜椒塊放入沸水中川燙煮熟，撈出瀝乾，擺放在鱈魚旁邊即可。

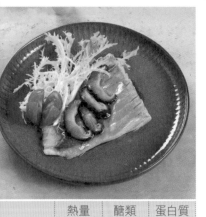

熱量	醣類	蛋白質
78kcal	1.5g	9.3g

照燒鮭魚

材料　鮭魚 100g、鮮香菇片 20g、小番茄塊 20g、苦苣段 20g，醬油、料酒、白糖、太白粉水、鹽各適量。

作法

❶ 鮭魚加料酒、醬油醃漬 10 分鐘。

❷ 鍋熱放油，放入鮭魚煎至兩面金黃，盛出。

❸ 留底油，放白糖炒至深褐色，放香菇片，加鹽，用太白粉水勾芡製作成照燒醬，淋到鮭魚上，搭配小番茄、苦苣即可。

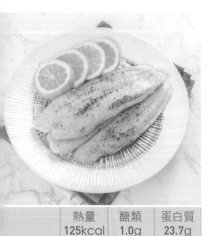

熱量	醣類	蛋白質
125kcal	1.0g	23.7g

檸檬巴沙魚

材料　巴沙魚段 300g、檸檬片 30g，奶油、鹽、黑胡椒碎各少許。

作法

❶ 巴沙魚段用廚房紙巾吸乾水分，擠入檸檬汁，撒鹽、黑胡椒碎，醃漬 20 分鐘。

❷ 鍋熱放油，奶油化開後加檸檬片，放入魚段，中小火煎至兩面金黃，盛出裝盤即可。

蒜蓉蒸蝦

材料　鮮蝦 200g，蔥花、蒜末、薑片各少許，料酒、蒸魚豉油各適量。

作法

❶ 將鮮蝦切開蝦背，去蝦線，加料酒、薑片醃漬 10 分鐘，上鍋蒸熟。

❷ 鍋熱放油，放入蒸魚豉油、蒜末炒香，澆在蝦上，撒上蔥花即可。

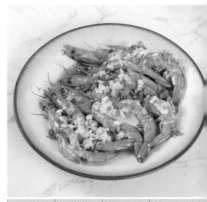

熱量	醣類	蛋白質
93kcal	2.8g	18.5g

香橙黑蒜蝦球

材料　鮮蝦仁 100g、柳橙切片 30g，柳橙果肉 20g、柳橙皮絲 20g、黑蒜 20g，白葡萄酒、自製沙拉醬、芥末、黑胡椒、鹽各適量。

作法

❶ 黑蒜加入芥末混合均勻，加入沙拉醬、黑胡椒、柳橙果肉混合均勻，即為黑蒜柳橙醬。

❷ 鍋熱放油，放入鮮蝦煎至變色，加入白葡萄酒、鹽，再加入黑蒜柳橙醬炒勻，盛出放到柳橙片上，點綴上橙皮絲即可。

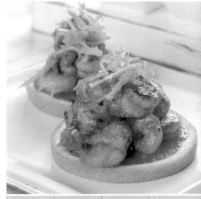

熱量	醣類	蛋白質
72kcal	6.6g	10.7g

鮮蝦蒸蛋

材料　鮮蝦 200g、鵪鶉蛋 100g、蘆筍丁 50g，胡椒粉、鹽、醬油各少許。

作法

❶ 鮮蝦去蝦線、洗淨，用鹽和胡椒粉醃漬 5 分鐘。在模具上刷植物油防沾黏，將醃漬好的大蝦擺入每一個模具中，每個模具打入 2 個鵪鶉蛋，放上蘆筍丁。

❷ 盛蝦的模具放入蒸鍋，大火蒸 5 分鐘出鍋，淋上醬油即可。

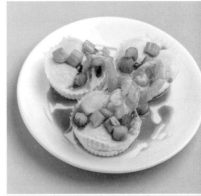

熱量	醣類	蛋白質
178kcal	4.7g	25.7g

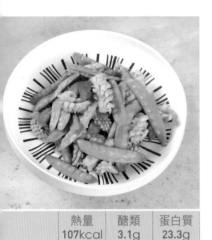

醬爆魷魚

材料　魷魚段 200g、荷蘭豆 100g、紅甜椒丁 20g，豆瓣醬、薑絲各適量。

作法

❶ 魷魚段川燙至捲曲，撈出備用。

❷ 鍋熱放油，爆香薑絲，放入紅甜椒丁和荷蘭豆炒至剛好熟，放入魷魚段同鍋炒 1 分鐘，加入適量豆瓣醬，翻炒出鍋即可。

熱量	醣類	蛋白質
107kcal	3.1g	23.3g

黃魚豆腐煲

材料　大黃魚 300g、豆腐塊 150g、紅甜椒絲 50g，香菜碎、蔥花、薑片、蒜末各少許，蒸魚豉油、香菜段各適量。

作法

❶ 鍋熱放油，放入大黃魚煎至兩面金黃，盛出。

❷ 鍋留底油，爆香蔥花、薑片、蒜末，放豆腐塊和大黃魚，加適量水煮 5 分鐘。

❸ 加入香菜碎、紅甜椒絲略煮，淋蒸魚豉油即可。

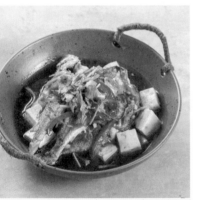

熱量	醣類	蛋白質
218kcal	4.3g	32.2g

蔥燒海參

材料　泡發海參 200g、蔥白段 50g、枸杞子 5g、薑片少許，醬油、鹽、蔥薑汁、太白粉水各適量。

作法

❶ 泡發海參洗淨，用沸水川燙一下。

❷ 鍋熱放油，放蔥白段爆香，加醬油、蔥薑汁、薑片、枸杞子、海參煮 10 分鐘，加鹽，用太白粉水勾芡即可。

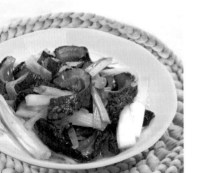

熱量	醣類	蛋白質
38kcal	3.1g	6.7g

蒜香牡蠣

材料　牡蠣肉 300g，蒜末、蔥段各少許，料酒、醬油、鹽各適量。

作法

❶ 牡蠣肉在水裡浸泡 5 分鐘，洗淨。

❷ 鍋熱放油，煸香蒜末，放入牡蠣肉、料酒、醬油翻炒 3 分鐘，加入蔥段、鹽炒勻即可。

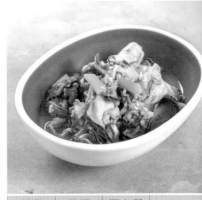

熱量	醣類	蛋白質
100kcal	11.6g	8.5g

清蒸螃蟹

材料　螃蟹 450g，薑片、薑末、蒜末、醬油、醋各適量。

作法

❶ 螃蟹刷洗乾淨；蒸鍋裡放薑片，放螃蟹大火蒸 20 分鐘。

❷ 另起鍋放油，油熱後倒入薑末、蒜末，炸出香味，加入醬油、醋、攪拌均勻，作為蘸料即可。

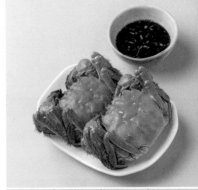

熱量	醣類	蛋白質
214kcal	10.6g	31.5g

扇貝南瓜湯

材料　扇貝肉 100g、南瓜丁 100g、洋蔥丁 40g、松子 10g，奶油、鹽、黑胡椒粉各適量。

作法

❶ 松子放入奶油，鍋中炒香。

❷ 鍋熱放油，放入南瓜丁、洋蔥丁翻炒 2 分鐘，倒入適量水，煮至南瓜丁變軟。

❸ 加入鹽、黑胡椒粉調味，放入扇貝肉煮熟，撒上松子即可。

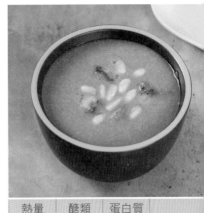

熱量	醣類	蛋白質
82kcal	6.8g	6.8g

07 蔬菜這樣吃，高纖低卡，
　　促進腸道蠕動

一、每餐吃組合蔬菜，減肥最有效快速

　　相關研究認為，不同蔬菜相互搭配的營養價值和減肥效果都遠比單一蔬菜高，因此相當建議一日三餐選擇不同種類、顏色的蔬菜搭配：

策略一：「同種」蔬菜搭配

「同種」蔬菜是指烹炒時間相近、口味相似或互補的蔬菜，一般屬於同一類別的蔬菜，例如：紅蘿蔔、嫩莖萵苣、櫛瓜、馬鈴薯等，烹炒時可以各取一種切丁炒成菜。這種混合菜色彩鮮豔，富含多種營養素，味美可口，減肥效果好。

策略二：雜燴菜

蔬菜與肉類同炒味道好，例如高麗菜、蘑菇、豆角類、茄子等，搭配適量的肉類製成雜燴菜，營養齊全又能提高消化速度。

策略三：生菜沙拉盤

選鮮生菜葉、黃瓜、番茄等蘸調味料食用，可以在最新鮮的情況下吃下豐富的營養素，又可以增加燃脂效率。

二、用餐先吃菜，能瘦又健康

減醣時，先吃蔬菜

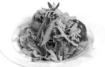

> 再吃肉類

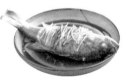

> 最後吃主食

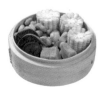

　　蔬菜中的膳食纖維會將吃下肚的醣類食物包裹住，緩緩移動，從而抑制血糖急劇上升。這種進餐方式能讓減醣更見成效，而且多吃膳食纖維還可以預防便祕。

三、常吃菌藻類，不挨餓還能瘦身

　　菌藻類的熱量低，還富含多糖類的膳食纖維，飽足感更持久，有益於腸道生長益生菌，以下介紹各種菌類、藻類：

各種菌類

菌類除了膳食纖維還含有維生素 D，能有效幫助鈣質吸收。

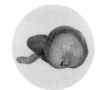	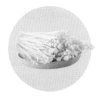		
香菇	茶樹菇	金針菇	杏鮑菇
含醣量 1.4 公克	含醣量 1.3 公克	含醣量 3.7 公克	含醣量 2.6 公克

各種海藻

藻類富含各種鈣、鎂等礦物質，含有豐富的水溶性膳食纖維，能為腸道細菌提供食物，從而改善腸道環境。

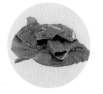	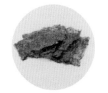	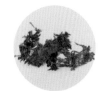
海帶	海苔	紫菜
含醣量 0 公克	含醣量 0.3 公克	含醣量 0.5 公克

四、小心高熱量蔬菜，吃多容易長胖

根據「每日飲食指南」推薦，健康成年人依照個人熱量需求，每天應食用全穀雜糧類 1.5 ～ 4 碗（約 240 公克～ 640 公克），其中，未精緻全穀雜糧類如糙米飯、燕麥、玉米、地瓜、小麥等約 1 ～ 1.5 碗（約 160 公克～ 240 公克），其他全穀雜糧類如白飯、麵條、麵包、饅頭等約 0.5 ～ 2.5 碗（約 80 公克～ 400 公克），如果食用澱粉類蔬菜，建議相應減少主食的攝取量。

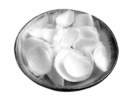

鮮百合 100g

熱量 166 大卡
碳水化合物 38.8 公克

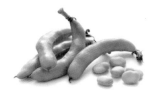

蠶豆 100g

熱量 111 大卡
碳水化合物 19.5 公克

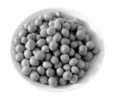

豌豆 100g

熱量 111 大卡
碳水化合物 21.2 公克

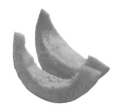

南瓜 100g

熱量 23 大卡
碳水化合物 5.3 公克
（南瓜蒸熟可作為部
分主食，不要吃過量
也不要用糖調味）

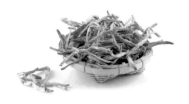

金針花 100g

熱量 214 大卡
碳水化合物 35 公克

減醣燃脂菜譜精選

核桃炒菠菜

材料　菠菜段 200g、熟核桃仁碎 30g，醋、鹽、香油少許。

作法

❶ 菠菜段放入沸水中川燙，撈出並瀝乾。

❷ 菠菜段和核桃碎放入盤中，加入鹽、香油、醋攪拌均勻即可。

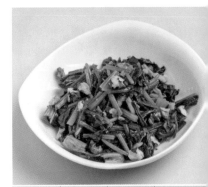

熱量	醣類	蛋白質
126kcal	7.7g	3.8g

涼拌莧菜

材料　莧菜段 450g、熟白芝麻 10g、鹽適量。

作法

❶ 起鍋燒水，水滾後加點鹽和油，放入莧菜段川燙 30 秒，撈出並過冷水。

❷ 莧菜段撒上熟白芝麻、鹽，拌勻即可。

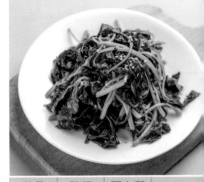

熱量	醣類	蛋白質
106kcal	14.9g	7.2g

高麗菜炒番茄

材料　高麗菜絲 150g、番茄塊 100g、青椒條 50g、蒜片少許，十三香、鹽、醋適量。

作法

❶ 鍋熱放油，放入蒜片炒香。

❷ 放入高麗菜絲、番茄塊、青椒條翻炒至熟，加鹽、十三香、醋調味即可。

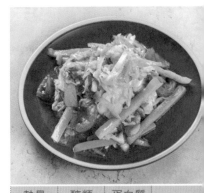

熱量	醣類	蛋白質
30kcal	6g	1.9g

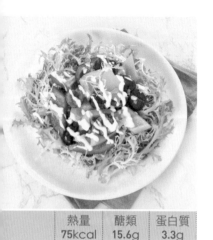

熱量	醣類	蛋白質
75kcal	15.6g	3.3g

櫻桃蔬菜沙拉

材料　櫻桃 200g、苦苣段 100g、甜椒塊 100g、優格適量。

作法

❶ 櫻桃洗淨，去子。

❷ 將準備好的食材全都放入盤中，淋上優格拌勻即可。

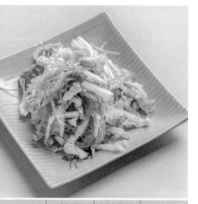

熱量	醣類	蛋白質
45kcal	6.2g	4.4g

大白菜拌海蜇皮

材料　海蜇皮 150g、大白菜絲 200g，香菜段、蒜泥少許，醋、鹽、香油適量。

作法

❶ 海蜇皮反復沖洗乾淨，浸泡 4～6 小時，中間換水 2～3 次，泡好後將海蜇皮川燙，切絲。

❷ 將海蜇皮絲、大白菜絲、鹽、醋、蒜泥、香油和香菜段拌勻即可。

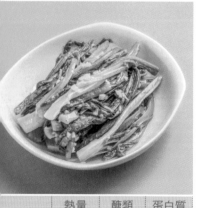

熱量	醣類	蛋白質
32kcal	7.3g	2.3g

蒜蓉油麥菜

材料　油麥菜段 300g、蒜末 30g，醬油、鹽適量。

作法

❶ 鍋熱放油，爆香蒜末。

❷ 放入油麥菜段翻炒，加鹽和醬油翻炒均勻即可。

清炒扁豆絲

材料　扁豆絲 300g、蒜片 10g、鹽適量。

作法

① 鍋熱放油，放入蒜片煸炒出香味。

② 放入扁豆絲翻炒，再加適量的水略炒至熟，加鹽調味即可。

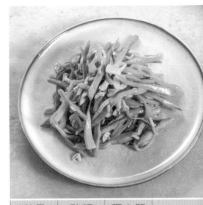

熱量	醣類	蛋白質
51kcal	10.1g	3.7g

荷塘小炒

材料　山藥片 100g、蓮藕片 100g、紅蘿蔔片 50g、荷蘭豆 50g、乾木耳 5g，蒜片、鹽少許。

作法

① 乾木耳用水泡發，洗淨，撕小朵。

② 依次將紅蘿蔔片、木耳、荷蘭豆、蓮藕片、山藥片川燙。

③ 鍋熱放油，放入蒜片爆香，放入所有蔬菜，迅速翻炒 2 分鐘至熟，加鹽調味即可。

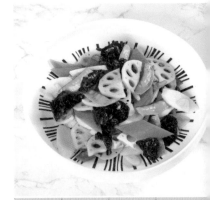

熱量	醣類	蛋白質
74kcal	16.9g	2.8g

清炒雙花

材料　綠花椰菜 100g、白花椰 100g、蒜片 5g、鹽少許。

作法

① 綠花椰菜、白花椰切成小朵，洗淨，放入沸水中川燙，撈出過冷水。

② 鍋熱放油，加蒜片爆香，放入綠花椰菜、白花椰翻炒至熟，加鹽調味即可。

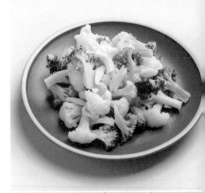

熱量	醣類	蛋白質
27kcal	3.6g	2.8g

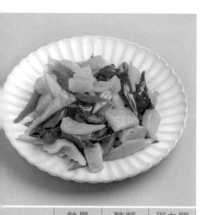

熱量	醣類	蛋白質
39kcal	10.8g	1.7g

時蔬炒蒟蒻

材料　蒟蒻片 200g、紫甘藍條 100g，青椒條 50g、甜椒條 50g、蒜片少許、鹽適量。

作法

❶ 蒟蒻片放沸水中川燙，撈出，瀝乾。

❷ 鍋熱放油，放入蒜片炒至微黃，再放蒟蒻片翻炒均勻。

❸ 加入青椒條、甜椒條、紫甘藍條翻炒 2 分鐘，加鹽調味即可。

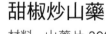

涼拌苦瓜

材料　苦瓜片 350g，蒜末、乾辣椒段少許，鹽、醋、香油、花椒適量。

作法

❶ 苦瓜片川燙至熟撈出，過冷水並瀝乾。

❷ 苦瓜片和蒜末、鹽、醋、香油拌勻。

❸ 鍋置火上，倒油燒熱後，放入花椒、乾辣椒段煸炒出香味，淋在苦瓜片上即可。

熱量	醣類	蛋白質
38kcal	8.6g	1.7g

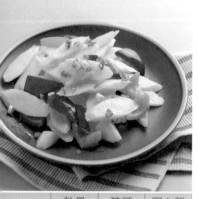

熱量	醣類	蛋白質
98kcal	21.8g	3.5g

甜椒炒山藥

材料　山藥片 300g、甜椒片 100g，蔥花、鹽適量。

作法

❶ 鍋內放水，燒開，將山藥片川燙至熟。

❷ 起鍋燒油，放蔥花爆香，倒入甜椒片翻炒均勻，至甜椒外皮稍微發皺，倒入川燙過的山藥片翻炒，起鍋前加鹽調味，炒均後即可。

蒜蓉蒸茄子

材料　茄子 400g、蒜末 10g、紅甜椒丁 30g，鹽、蔥花適量。

作法

❶ 茄子洗淨，從中間剖開，放入盤中。

❷ 鍋內倒油燒熱，放蒜末、紅甜椒丁、蔥花爆香，最後加入鹽製成醬汁。

❸ 將爆香的醬汁澆在茄子上，放入蒸籠中，大火蒸 10 分鐘後，取出即可。

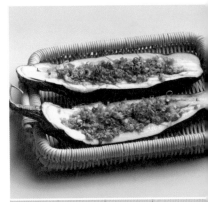

熱量	醣類	蛋白質
56kcal	12.1g	2.6g

美極洋葱

材料　洋葱絲 400g，美極鮮味露、醋、鹽、香油適量，香菜葉少許。

作法

❶ 將美極鮮味露、醋、鹽、香油倒入碗中調成醬汁。

❷ 澆在洋葱絲上拌勻，放入香菜葉即可。

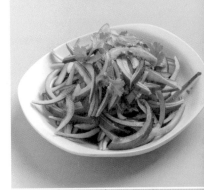

熱量	醣類	蛋白質
80kcal	18g	2.2g

蝦米小白菜

材料　小白菜段 200g、蝦米 3g、蒜末少許、鹽適量。

作法

❶ 小白菜段川燙，撈出，瀝乾。

❷ 鍋熱放油，煸香蝦米、蒜末，放入小白菜段煸炒至熟，加鹽調味即可。

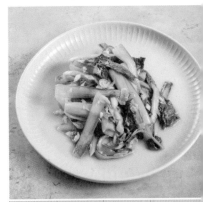

熱量	醣類	蛋白質
16kcal	2.4g	1.8g

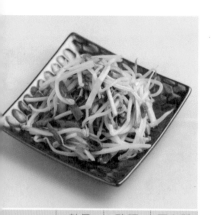

韭菜炒綠豆芽

材料　綠豆芽 250g、韭菜段 100g，蔥絲、薑絲少許，鹽、醋適量。

作法

❶ 綠豆芽掐去兩頭，洗淨，撈出瀝乾。

❷ 鍋熱放油，用蔥絲、薑絲熗鍋，隨即倒入綠豆芽翻炒幾下，再倒入韭菜段，放入鹽、醋炒勻即可。

熱量	醣類	蛋白質
32kcal	5.5g	3.4g

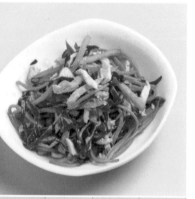

紫甘藍雞絲

材料　紫甘藍絲 200g，青椒絲 50g、紅蘿蔔絲 50g、雞胸肉 50g、蔥花少許，鹽、香油適量。

作法

❶ 雞胸肉煎熟，撕成絲。

❷ 鍋熱放油，放蔥花炒香，放入雞絲和紅蘿蔔絲煸熟，放入紫甘藍絲和青椒絲翻炒 1 分鐘，用鹽、香油調味即可。

熱量	醣類	蛋白質
67kcal	9.3g	7.8g

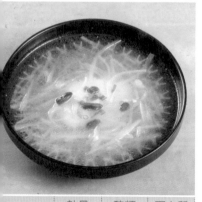

蘿蔔絲太陽蛋湯

材料　白蘿蔔絲 200g、雞蛋 1 個、枸杞子 5g、蔥末少許、鹽適量。

作法

❶ 鍋熱放油，打入雞蛋，將雞蛋煎至兩面金黃即為太陽蛋。

❷ 留底油，放入蘿蔔絲炒至變色，放入太陽蛋，加適量水，中火煮 10 分鐘，放入枸杞子、鹽、蔥末調味即可。

熱量	醣類	蛋白質
64kcal	6.3g	5.0g

彩蔬拌粉皮

材料　黃瓜絲 50g、金針菇 50g、菠菜段 50g、鮮粉皮 30g、洋蔥絲 30g、乾木耳 5g，鹽、蘋果醋、醬油適量。

作法

❶ 木耳提前泡發好，撕小朵川燙；金針菇和菠菜段川燙。

❷ 將上述材料放入盤中，加入鹽、蘋果醋、醬油拌勻即可。

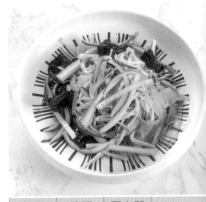

熱量	醣類	蛋白質
41kcal	8.6g	1.9g

木耳燴絲瓜

材料　絲瓜塊 300g、泡發木耳 150g、鹽適量、太白粉水適量。

作法

❶ 泡發木耳擇洗乾淨，撕成小朵。

❷ 熱鍋放油，倒入絲瓜塊和處理好的木耳翻炒至熟，用鹽調味，太白粉水勾芡即可。

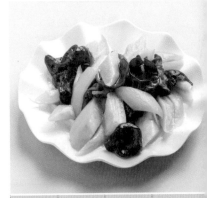

熱量	醣類	蛋白質
50kcal	10.5g	3.1g

白灼芥藍蝦仁

材料　芥藍 400g、蝦仁 50g、香油少許，鹽、醬油、太白粉水、胡椒粉適量。

作法

❶ 芥藍川燙，撈出；蝦仁用鹽、胡椒粉、太白粉水抓勻，醃漬 10 分鐘。

❷ 鍋熱放油，下蝦仁，炒熟後盛出，擺放在川燙好的芥藍上，將鹽、醬油、香油調成醬汁，倒在蝦仁和芥藍上即可。

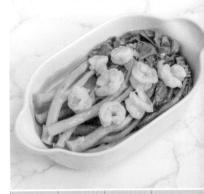

熱量	醣類	蛋白質
60kcal	8.2g	8.8g

08 蛋奶這樣吃，低糖、飽足，代謝無負擔

一、蛋奶是低糖、高營養密度食物

蛋、奶營養密度高，除了富含優質蛋白質，還富含人體必要的脂肪酸、維生素和礦物質，適量攝取有助於平衡免疫，增強體質。

雞蛋 100g
醣類 2.4 公克
蛋白質 13.1 公克
脂肪 8.6 公克

牛奶 100g
醣類 4.9 公克
蛋白質 3.3 公克
脂肪 3.6 公克

蛋類加熱時間不同，享受不同美味

煮 6 分鐘：溏心
未能充分將沙門氏菌殺滅，故能保留最多營養素。

煮 8 分鐘：半熟
能將沙門氏菌控制在安全範圍，營養保留較完整。

煮 10 分鐘：全熟
能將沙門氏菌控制在安全範圍，營養保留較完整。

煮 12 分鐘：熟透
口感下降，產生硫化亞鐵，影響消化吸收。

二、怎麼選擇低脂牛奶和全脂牛奶？

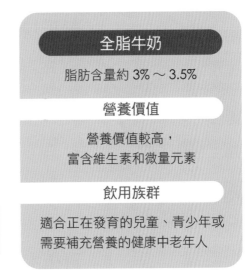

低脂牛奶	全脂牛奶
脂肪含量低於 0.5%	脂肪含量約 3% ～ 3.5%
營養價值	**營養價值**
營養價值有損失	營養價值較高，富含維生素和微量元素
飲用族群	**飲用族群**
適合血脂、血糖偏高的族群	適合正在發育的兒童、青少年或需要補充營養的健康中老年人

　　飲用牛奶時，建議不要空腹飲用，以免影響營養成分吸收。另外需要注意的是，牛奶不能和茶一起飲用，因為牛奶含有豐富的鈣離子，而茶葉中可以抗氧化的鞣酸（單寧酸）會降低腸胃吸收鈣離子的效果。

三、含糖最少的乳製品是什麼？

　　含糖量從高到低依次是優格、牛奶和乳酪，其中牛奶含有豐富的乳糖糖類，雖然單位重量含糖量跟優格差不多，但牛奶是液體，量更小，所以含糖量偏低。在購買優格時，最好選擇原味優格、碳水化合物較低的優格。

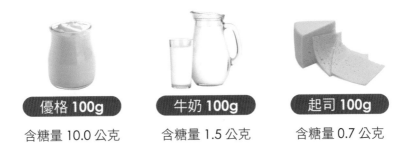

優格 100g	牛奶 100g	起司 100g
含糖量 10.0 公克	含糖量 1.5 公克	含糖量 0.7 公克

減醣燃脂菜譜精選

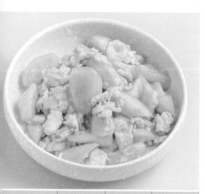

熱量	醣類	蛋白質
114kcal	7.5g	9.8g

絲瓜炒蛋

材料　絲瓜塊 300g、雞蛋 2 個，薑末、蔥末、蒜末少許，鹽適量。

作法

❶ 絲瓜塊入沸水川燙，撈出瀝乾；雞蛋打散，炒熟，盛出。

❷ 鍋熱放油，爆香薑末、蔥末、蒜末，放入絲瓜塊翻炒 1 分鐘，加入炒好的雞蛋，放鹽炒勻即可。

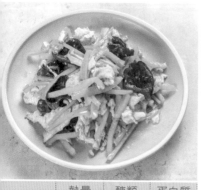

熱量	醣類	蛋白質
53kcal	2.1g	4.6g

青椒木耳炒蛋

材料　雞蛋 1 個、青椒絲 50g、泡發木耳 50g，蔥末、薑末、蒜末少許，醬油、鹽各適量。

作法

❶ 雞蛋打散，加鹽攪勻成蛋液，炒熟，盛出；泡發木耳撕小朵，川燙。

❷ 鍋熱放油，放蔥末、薑末、蒜末爆香，放入木耳、青椒絲翻炒，再加入雞蛋、醬油炒勻，加鹽調味即可。

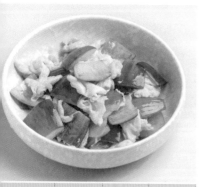

熱量	醣類	蛋白質
81kcal	9.7g	5.0g

洋蔥炒蛋

材料　雞蛋 1 個、洋蔥絲 200g、鹽適量、薑片少許。

作法

❶ 雞蛋打散，炒熟後盛出備用。

❷ 鍋熱放油，加薑片爆香，倒入洋蔥片翻炒，倒入雞蛋略炒，加鹽調味即可。

苦瓜煎蛋

材料　雞蛋 1 個、苦瓜丁 150g，蔥末、鹽、胡椒粉適量。

作法
❶ 苦瓜丁川燙，撈出。
❷ 雞蛋打散，接著將苦瓜丁和雞蛋液混勻，加蔥末、鹽和胡椒粉攪拌均勻。
❸ 鍋熱放油，倒入調好的苦瓜丁蛋液，煎至兩面金黃即可。

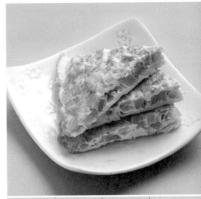

熱量	醣類	蛋白質
58kcal	4.4g	5.7g

銀魚炒蛋

材料　雞蛋 2 個、銀魚 100g、蔥花少許、鹽適量。

作法
❶ 銀魚川燙，瀝乾備用；雞蛋打入碗內，加入銀魚、蔥花、鹽攪拌調勻。
❷ 鍋熱放油，將攪拌好的銀魚蛋液倒入鍋中，待蛋液凝固略熟，炒散至熟即可。

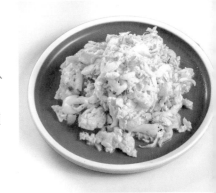

熱量	醣類	蛋白質
136kcal	1.4g	16.5g

蝦仁蒸蛋

材料　蝦仁 150g、雞蛋 2 個、蔥花少許，鹽、香油適量。

作法
❶ 蝦仁洗淨，挑去蝦線；雞蛋打入碗中，加鹽、溫水、香油拌勻。
❷ 將裝雞蛋的碗放入鍋中隔水蒸煮，蒸至七分熟時加入蝦仁續蒸至熟，撒上蔥花即可。

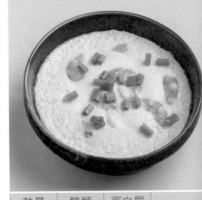

熱量	醣類	蛋白質
118kcal	1.4g	15.6g

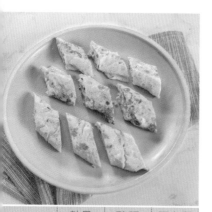

干貝厚蛋燒

材料　雞蛋1個、番茄碎50g、干貝（乾）10g、鹽適量。

作法

❶ 干貝用水泡2小時，隔水蒸15分鐘，切碎。

❷ 雞蛋打散，放入鹽、番茄碎、干貝碎攪拌均勻成蛋液。

❸ 鍋熱放油，均勻地倒一層蛋液，凝固後捲起盛出，切段即可。

熱量	醣類	蛋白質
58kcal	1.8g	6.9g

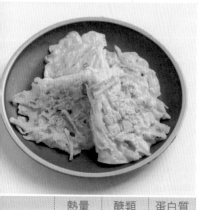

馬鈴薯蛋餅

材料　馬鈴薯絲150g、麵粉50g、雞蛋1個，蔥花、花椒粉、鹽適量。

作法

❶ 雞蛋打散，放馬鈴薯絲、蔥花和適量麵粉，加入鹽、花椒粉，再加適量水攪拌均勻製成麵糊。

❷ 鍋熱放油，倒入麵糊，小火慢煎，待麵糊凝固，翻面，煎至兩面金黃即可。

熱量	醣類	蛋白質
189kcal	31.6g	8.5g

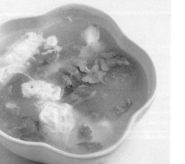

番茄雞蛋湯

材料　番茄塊150g、雞蛋1個，鹽、香油適量，香菜段少許。

作法

❶ 雞蛋打入碗中，打散成蛋液。

❷ 鍋置火上，加入清水大火煮沸，放入番茄塊煮1分鐘，淋入蛋液攪勻，下香菜段，淋香油、加鹽調味即可。

熱量	醣類	蛋白質
53kcal	3.2g	4.6g

堅果草莓優格

材料　原味優格 300g、草莓 50g、腰果 10g、開心果 10g、核桃 10g。

作法

❶ 草莓去除蒂頭，洗淨後，切小丁。

❷ 原味優格倒入杯中，將草莓丁、核桃、開心果、腰果撒在優格上，攪拌均勻即可。

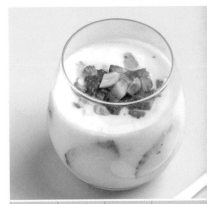

熱量	醣類	蛋白質
205kcal	20.7g	7.7g

雜糧堅果牛奶麥片

材料　原味牛奶 100g、原味燕麥片 50g、南瓜籽 20g、杏仁 20g、蔓越莓乾 20g。

作法

❶ 牛奶倒入杯中，加入燕麥片，放入微波爐中加熱 1 分鐘，加蓋悶 2 分鐘。

❷ 南瓜籽、蔓越莓乾、杏仁加入杯中，攪拌均勻即可。

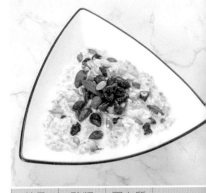

熱量	醣類	蛋白質
244kcal	25.6g	10.5g

水果蛋沙拉

材料　原味優格 100g、奇異果丁 100g、芒果丁 50g、雞蛋 1 個。

作法

❶ 雞蛋煮熟，去殼，切小塊。

❷ 取盤，放入雞蛋塊、奇異果丁、芒果丁。

❸ 淋入適量原味優格，拌勻即可。

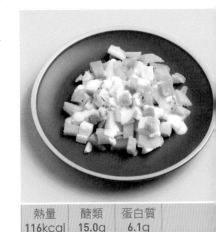

熱量	醣類	蛋白質
116kcal	15.0g	6.1g

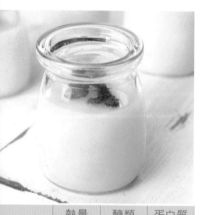

果乾烤布丁

材料　牛奶 200g、雞蛋 2 個、蔓越莓乾 10g、葡萄乾 10g。

作法

❶ 雞蛋打入碗中，倒入牛奶一起攪拌均勻，放置 30 分鐘。

❷ 小瓶中放入葡萄乾，倒入牛奶蛋液，表面加蓋錫箔紙，放入烤箱烤 35 分鐘，用點綴葡萄乾、蔓越莓乾即可。

熱量	醣類	蛋白質
119kcal	11.2g	11.0g

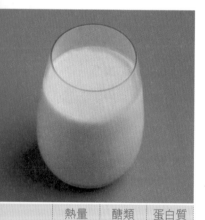

牛奶玉米汁

材料　玉米粒 150g、牛奶 300g。

作法

❶ 將玉米粒倒入豆漿機中，加適量清水至上、下水位線之間。

❷ 煮至豆漿機提示做好，倒入牛奶即可。

熱量	醣類	蛋白質
183kcal	24.6g	7.5g

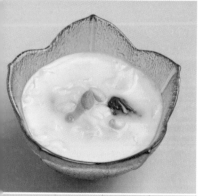

牛奶燉花生

材料　牛奶 200g、花生米 30g、泡發銀耳（白木耳）30g、枸杞子 10g、紅棗 20 克。

作法

❶ 花生米提前浸泡 2 小時；泡發銀耳撕小朵。

❷ 將花生米、泡發銀耳、枸杞子、紅棗放碗中，加適量清水，入鍋燉 1 小時，加入牛奶攪勻即可。

熱量	醣類	蛋白質
158kcal	18.2g	6.0g

09 豆類這樣吃，營養燃脂效果好

一、減脂者為什麼對大豆蛋白情有獨鍾？

人體處在高消耗狀態時，高蛋白、低脂飲食可以將減脂效果最大化，還有四大好處：

飽足感高

大豆在體內消化和代謝的時間長，可以減緩食物消化吸收的速度，飽足感較高，並有效減少其他食物攝食。

低熱量，攝食產熱效應高

攝食產熱效應指的是身體攝取食物產生熱量之後，產生消化、吸收、貯藏、代謝作用，消耗了這些能量所產生的熱能。大豆跟其他全穀雜糧類相比熱量不高，攝食產熱效應卻高達 30%，因此多多攝取豆類食品有助於減脂。

有效促進新陳代謝

大豆蛋白可以促進肌肉生長和修復肌肉，提高基礎代謝；另一方面，可以增加人體內氮的代謝，促使人體多補充水分來平衡體液滲透壓，提高水分代謝，並有效消除水腫。

促進脂肪燃燒

大豆蛋白可以抑制胰島素分泌，增加胰高血糖素分泌，使胰島素、升糖素（胰高血糖素）比率下降，從而達到抑制脂類生成，並加速脂類代謝的效果。

二、減醣時，替代主食的優選食物有哪些？

　　常見的大豆製品有豆腐、豆腐絲、豆腐皮、腐竹、素雞等，豆腐的口味清淡，適合做成各式菜肴，不僅口感好，飽足感也較高，亦可以用豆腐替代主食。要注意的是，不是所有的大豆製品都是健康的加工食品，因此在挑選時也要注意成分與熱量。

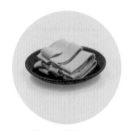
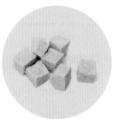
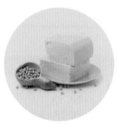
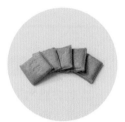

豆腐皮 100g
含糖量 12.5 公克
蛋白質 51.6 公克

凍豆腐 100g
含糖量 3.92 公克
蛋白質 12.9 公克

板豆腐 100g
含糖量 3.0 公克
蛋白質 9.2 公克

豆干 100g
含糖量 9.6 公克
蛋白質 14.9 公克

三、豆漿的含糖量比牛奶低嗎？

　　豆漿裡含有植物固醇，能有效減少人體過度吸收的膽固醇；牛奶富含維生素 B、蛋白質和鈣，有助於改善骨質疏鬆，但是兩者相比，豆漿（指原味豆漿）的含糖量比牛奶低，更適合減糖。

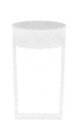

豆漿 100g
含糖量 1.2 公克
蛋白質 3.0 公克

牛奶 100g
含糖量 4.9 公克
蛋白質 3.3 公克

減醣燃脂菜譜精選

豆腐燒牛肉末

材料　豆腐片 200g、牛肉末 100g，蔥花、薑片、蒜末各少許，蠔油、醬油各適量。

作法

❶ 鍋熱放油，放入蔥花、薑片、蒜末、蠔油、醬油炒香，放入牛肉末翻炒至變色，加適量水。

❷ 水開後放入豆腐片，改中火煮 5 分鐘，大火收汁即可。

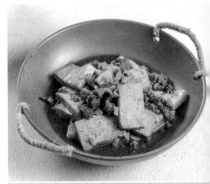

熱量	醣類	蛋白質
141kcal	4.1g	17.3g

豆腐燒蝦

材料　豆腐片 300g、淨鮮蝦 120g、蔥花少許，醬油、香油、鹽各適量。

作法

❶ 鍋熱放油，放入豆腐片煎至兩面金黃，盛出；淨鮮蝦入鍋微煸至變色。

❷ 放入煎好的豆腐片，加入醬油、香油、少量水和鹽，大火燒開，撒蔥花即可。

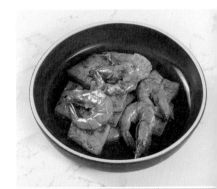

熱量	醣類	蛋白質
182kcal	6.8g	21.1g

皮蛋豆腐

材料　豆腐塊 300g、皮蛋塊 50g，蒜泥、薑末、蔥花各少許，香油、醬油、醋、鹽各適量。

作法

❶ 豆腐塊放入盤中。

❷ 將皮蛋塊、醬油、醋、鹽、蒜泥、薑末、香油、蔥花拌勻，淋在豆腐上即可。

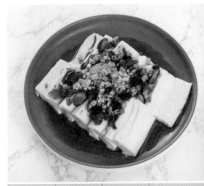

熱量	醣類	蛋白質
171kcal	6.6g	13.6g

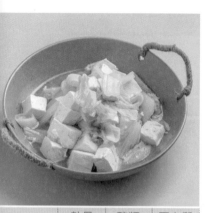

熱量	醣類	蛋白質
135kcal	9.3g	10.6g

大白菜燉豆腐

材料　大白菜段 300g、豆腐塊 250g，蔥段、薑片各少許，鹽適量。

作法

❶ 鍋熱放油，放入蔥段、薑片炒香。

❷ 放入大白菜段翻炒片刻，加入清水讓水沒過白菜段，加入豆腐塊，大火燉 10 分鐘，加適量鹽調味即可。

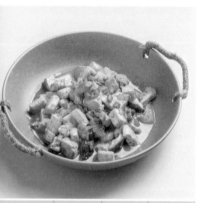

熱量	醣類	蛋白質
133kcal	10.1g	14.1g

番茄燒豆腐

材料　豆腐塊 400g、番茄塊 200g、蔥花少許，醬油、鹽各適量。

作法

❶ 鍋熱放油，放入豆腐塊略炒，倒入番茄塊，調入醬油略炒。

❷ 蓋鍋蓋燜煮 5 分鐘，最後加鹽、蔥花炒勻即可。

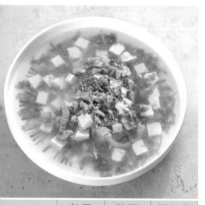

熱量	醣類	蛋白質
93kcal	4.8g	9.8g

薺菜豆腐羹

材料　薺菜 100g、豆腐 100g、豬瘦肉 50g、蒜末 5g、鹽 1g、太白粉適量。

作法

❶ 薺菜洗淨，切碎；豆腐洗淨，切塊；豬瘦肉洗淨，切絲，加入太白粉醃製 5 分鐘。

❷ 鍋內倒油燒熱，放入蒜末爆香，放入肉絲翻炒，再加適量清水、豆腐塊煮開，加入薺菜碎略煮，加鹽調味即可。

香椿拌豆腐

材料　豆腐塊 300g、香椿 100g，鹽、香油適量。

作法

❶ 豆腐塊放入沸水中川燙，撈出，瀝乾，裝盤備用。

❷ 香椿擇洗乾淨，川燙，撈出泡冷水，切碎，放在豆腐上，加入鹽、香油拌勻即可。

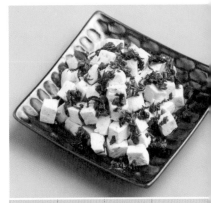

熱量	醣類	蛋白質
151kcal	10.5g	10.7g

涼拌四絲

材料　黃瓜絲 50g、豆腐絲 40g、大白菜絲 40g、紅蘿蔔絲 40g，鹽、醬油、醋適量，蒜末、香油少許。

作法

❶ 紅蘿蔔絲、黃瓜絲、大白菜絲川燙至熟。

❷ 將所有食材放盤中，加醬油、醋、鹽、蒜末拌勻，淋上香油即可。

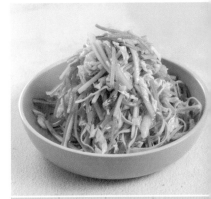

熱量	醣類	蛋白質
104kcal	5.5g	11.0g

豆腐皮鵪鶉蛋

材料　鵪鶉蛋 120g、豆腐皮 60g，八角、老抽、鹽適量。

作法

❶ 鵪鶉蛋煮熟，去殼；豆腐皮洗淨，切條。

❷ 鍋中放入適量清水、老抽、八角和鹽，大火煮開後轉小火煮出味。

❸ 放入鵪鶉蛋、豆腐皮條，煮沸後繼續煮 10 分鐘關火，悶至常溫即可。

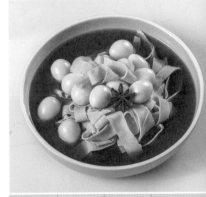

熱量	醣類	蛋白質
230kcal	5.0g	23.1g

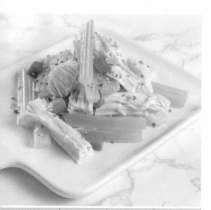

芹菜拌腐竹

材料　泡發腐竹段 200g、芹菜段 100g、紅蘿蔔丁
50g、熟白芝麻少許，鹽、香油適量。

作法

❶ 泡發腐竹段、芹菜段、紅蘿蔔丁依次川燙後，放盤
中。

❷ 加入熟白芝麻、鹽拌勻，淋上香油即可。

熱量	醣類	蛋白質
176kcal	5.6g	19.0g

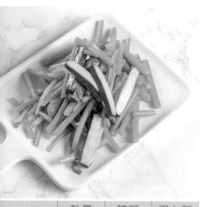

茼蒿梗炒豆干

材料　茼蒿梗段 100g、豆干條 50g、蒜末少許，鹽、
香油適量。

作法

❶ 鍋熱放油，爆香蒜末。

❷ 放入茼蒿梗段炒軟，再放入豆干條翻炒，加鹽調
味，淋上香油即可。

熱量	醣類	蛋白質
61kcal	4.3g	4.7g

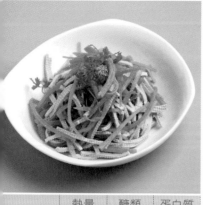

豆腐絲拌紅蘿蔔

材料　紅蘿蔔絲 200g、豆腐絲段 100g、香菜段少
許，鹽、香油適量。

作法

❶ 豆腐絲段和紅蘿蔔絲分別用沸水川燙一下，撈出，
瀝乾。

❷ 將紅蘿蔔絲、豆腐絲放入盤中，加鹽、香菜段，滴
入香油拌勻即可。

熱量	醣類	蛋白質
133kcal	11.2g	11.7g

四喜黃豆

材料　黃豆 120g、豌豆粒 30g、紅蘿蔔粒 30g、蓮子 30g、豬瘦肉丁 30g，料酒、太白粉水、鹽適量。

作法

❶ 黃豆煮熟；蓮子浸泡 4 小時後煮熟；瘦肉丁中加適量鹽、料酒、太白粉水醃 30 分鐘。

❷ 鍋熱放油，再加入黃豆、豌豆粒、紅蘿蔔粒和蓮子，將熟時，加入剩下的鹽調味即可。

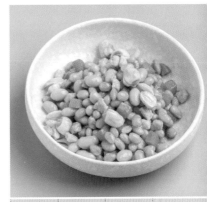

熱量	醣類	蛋白質
302kcal	27.4g	27.4g

燕麥小米豆漿

材料　黃豆 40g、燕麥 20g、小米 30g。

作法

❶ 黃豆、燕麥洗淨，浸泡 4 小時；小米洗淨，浸泡 2 小時。

❷ 將浸泡好的黃豆、燕麥、小米放入豆漿機中，加水至上、下水位線之間，煮至豆漿機提示豆漿做好即可。

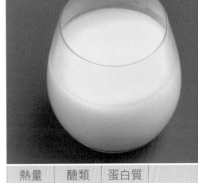

熱量	醣類	蛋白質
166kcal	25.8g	9.3g

海帶黃豆粥

材料　白米 80g、海帶絲 50g、黃豆 40g，蔥末、鹽少許。

作法

❶ 黃豆提前浸泡 6 小時。

❷ 鍋中加入清水燒開，放入白米和黃豆，大火煮沸後改小火慢慢熬煮至七分熟，放入海帶絲煮約 10 分鐘，加鹽調味，最後撒入蔥末即可。

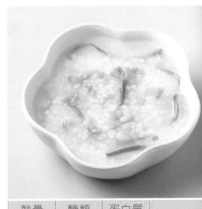

熱量	醣類	蛋白質
220kcal	38.2g	10.4g

外出用餐時，該如何健康控醣呢？

一、中式小吃、餐廳怎麼吃

推薦

米飯類	麵食類	點心類
米飯吃一半，多加一份蔬菜；不要吃配菜中的馬鈴薯，不要喝湯	麵條吃一半，多加一份肉或蛋，多加蔬菜，不要喝湯	盡量選擇蒸煮料理的點心，避免油煎類點心

不推薦

米飯類	麵食類	點心類
加入油和重口味調味料的炒飯或湯泡飯	只吃麵、喝湯，不加任何東西	加入了大量糖分和油脂的餡料

二、自助餐、中式餐廳怎麼吃

推薦

蔬菜類	砂鍋類	紅燒類
白灼菜心、中式沙拉等	砂鍋牛肉、砂鍋三鮮等，避開澱粉類丸子	需要注意有些紅燒的作法可能會偏甜
清蒸類 清蒸魚、清蒸排骨等		

不推薦

鐵板類	糖醋類	油炸類
鐵板魷魚、鐵板烤肉等，為了不黏鍋需要放很多油	糖醋排骨、糖醋里肌等，醬料中含有大量糖分	炸豬排、炸雞排等外層往往包裹著非常多的澱粉

三、西式速食怎麼吃

推薦

飲料
黑咖啡或茶

漢堡類
多放生菜、番茄、洋蔥，不要醬料

生菜沙拉
只用海鹽、黑胡椒、橄欖油調味，不要市售沙拉醬

不推薦

含糖飲料

炸雞
炸薯條

雞腿堡
雞腿包裹了大量麵粉並經過油炸處理

四、便利商店怎麼吃

推薦

即食無添加雞胸肉
注意量，不要多吃，搭配生菜沙拉一起吃最佳

各種沙拉
不要放沙拉醬，用簡單的橄欖油、海鹽、黑胡椒調味即可

關東煮
蛋、豆腐、白玉蘿蔔、香菇、高麗菜捲、蒟蒻絲等

不推薦

包子
包子內餡使用的油較多，熱量偏高

各類飯糰和便當
主食占比偏多，且醬汁中含大量的糖分

關東煮
黑輪、米血糕、天婦羅、油豆腐、福袋、丸子類等

五、日式餐廳怎麼吃

推薦

雜糧飯
米飯吃一半，如果可以替換成糙米飯、五穀飯更佳

定食套餐
盡量選擇烤鯖魚、烤秋刀魚等魚類套餐

冷食或配菜
用冷食或者配菜平衡熱量，例如納豆、溫泉蛋、豆腐、海帶等

不推薦

牛肉蓋飯
牛五花熱量較高，建議替換成牛里肌肉

雞肉蓋飯
通常用含糖量較多的調味料進行烹調

照燒類定食
這類套餐的照燒醬汁含有大量糖分

六、火鍋怎麼吃

　　湯底盡量選擇清淡類型（牛油火鍋雖然糖分含量不高，但油脂含量過高），並且避開商家配好的醬料，用基本的調味料現吃現調。

推薦

瘦肉類　　魚類　　菌菇類　　去皮禽肉類
蔬菜類　　豆腐等未經過油炸的豆製品

不推薦

油條　　各種丸子　　手工麵條
毛肚、豬腸等內臟　　油豆腐、炸豆皮等經過油炸的豆製品

第**4**章

三餐均衡，提升代謝，
分解更多內臟脂肪

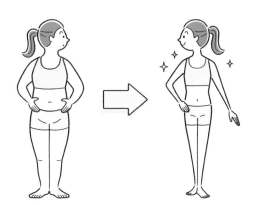

01 用食物啟動代謝力——限熱量均衡飲食法

一、什麼是限熱量均衡飲食法？

限熱量均衡飲食法就是在保證能夠攝取較全面營養的基礎之下，透過降低飲食熱量製造熱量缺口（熱量赤字），達到減脂目的。限熱量均衡飲食法主要有三種方式：

依照基礎攝取量按一定比例遞減（減少 30% ～ 50%）

依照基礎攝取量每日減少 500 大卡左右

每日提供 1000 ～ 1500 大卡能量

（一）500 大卡等於多少食物？

卡、大卡都是熱量單位，大卡與食物之間的轉換需要精確的測量，粗略對比可以將 500 大卡理解為：

200 公克炸雞腿　　460 公克麵食　　250 公克壽司　　310 公克豬瘦肉

430 公克白飯　　1000 公克橘子　　950 公克蘋果　　200 公克炸薯條

120 公克牛角麵包　　300 公克肉燥意麵

（二）限熱量均衡飲食法對各類營養素的基本要求

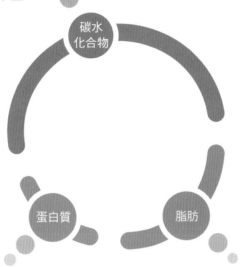

總熱量的 40% ～ 55%

以複合碳水化合物為主，每天保證攝取 25 ～ 30 公克的膳食纖維，並嚴格限制精緻糖（簡單糖）食物或飲料的攝取量。

礦物質和維生素

鐵、鋅、維生素 A、維生素 D 及葉酸，在減重的同時應補充維生素 D 和鈣，以增強減重效果。

碳水化合物

蛋白質

脂肪

體重（公斤）×1.2 ～ 1.5 公克蛋白質或總熱量的 15% ～ 20%

適當提高蛋白質供給量比例，能在減重過程中維持氮平衡，同時具有降低心血管疾病風險、增加骨礦物質含量等作用。

總熱量的 20% ～ 30%

脂肪供能比例應與正常膳食一致，過低或過高都會導致飲食不均衡，透過魚類補充 Omega-3 脂肪酸可以增強減重效果。

　　限制熱量均衡飲食法同時考慮了限制熱量和均衡營養的減脂需求，但仍然不是最完善的方法，最好的減重方法就是飲食結合運動，以利塑造更好的身形。

二、計算食量超簡單

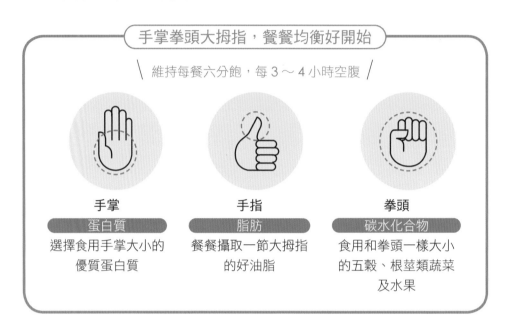

相關研究發現，與每日 3 餐相比，每日 6 餐更有助於減肥。頻繁進食並保持總體熱量消耗不變，有助於控制血糖，還能有效地抑制飢餓感。

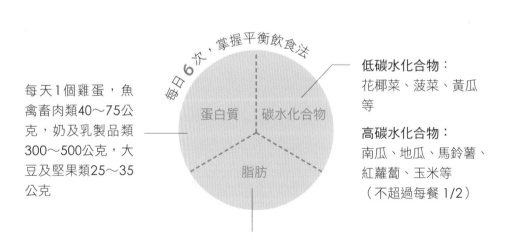

三、吃自己愛吃的食物

蛋白質		脂肪		高碳水化合物		低碳水化合物
女性 一個手掌	男性 兩個手掌	少量的 堅果、種子	一拇指的 油脂	女性 一個手掌	男性 兩個手掌	不限制食量，適量即可

優質蛋白質
- 牛肉（特瘦）
- 雞肉
- 蛋白
- 低脂魚
- 貝類
- 豆腐
- 火雞肉
- 乳清蛋白粉

非低脂蛋白質
- 牛肉片
- 牛肉碎
- 起司
- 全蛋
- 牛奶
- 高脂魚
- 羊肉
- 豬肉
- 海鮮（墨魚、魷魚等）

注意：勿在這些選項中加入脂肪

這些食物含有蛋白質和脂肪，可作為額外蛋白質的選擇。

油
- 菜籽油
- 椰子油
- 橄欖油
- 花生油
- 香油

原味堅果
- 杏仁
- 核桃
- 花生
- 腰果
- 亞麻籽
- 奇亞籽
- 南瓜籽
- 葵花籽

水果
- 酪梨

水果
- 蘋果
- 香蕉
- 草莓
- 火龍果
- 木瓜
- 葡萄柚
- 荔枝
- 芒果
- 柳丁
- 百香果
- 紅葡萄

蔬菜
- 甜菜
- 茄子
- 洋蔥
- 豌豆
- 南瓜
- 馬鈴薯

全穀雜糧類
- 白米
- 麵條
- 糙米
- 燕麥
- 木薯
- 山藥
- 地瓜

蔬菜
- 甜椒
- 白菜
- 菠菜
- 綠花椰菜
- 番茄
- 黃瓜
- 木耳
- 櫛瓜
- 芥藍

02 蛋白質怎麼吃——
　　吃好吃飽，成功減脂

一、動物蛋白與植物蛋白的比較

動物蛋白	植物蛋白
動物蛋白和人體蛋白類似，在消化動物蛋白時，人體需要消耗較多的熱量才能把動物蛋白分解成氨基酸，然後重組成新的蛋白質供人體使用。	植物蛋白與人體蛋白有較大的差異，植物蛋白的外層被一層薄膜包裹，所以消化過程相對較慢。
優質蛋白質	非優質蛋白質（大豆及其製品除外）
完全蛋白質	不完全蛋白質
營養作用	營養作用
動物蛋白更利於吸收、利用	植物蛋白吸收效率低
生物利用率	生物利用率
較高，適合運動員、體重偏低的孕婦、虛弱的老年人	較低，適合營養狀況較好的族群
其他營養素	其他營養素
鐵、鋅的良好來源	富含膳食纖維和植物化學物

日常蛋白質食物推薦	日常蛋白質食物推薦
優先選擇海鮮和瘦肉	優先選擇豆製品和堅果

推薦比例	推薦比例
建議占總膳食蛋白質的 30% ～ 50%	建議占總膳食蛋白質的 50% ～ 70%

肉類

含蛋白質
10%～25%

蛋類

含蛋白質
11%～14%

乳類

含蛋白質
1.5%～3.8%

大豆

含蛋白質 40% 左右

堅果類

含蛋白質 15%～36%

穀類

含蛋白質 6%～14%

薯類

含蛋白質 2%～4%

對慢性病影響	對慢性病影響
較容易增加風險	可降低風險

肥胖	肥胖
容易同時攝取過多熱量及飽和脂肪	低熱量、低脂肪，降低肥胖風險

心血管疾病	心血管疾病
紅肉會顯著增加此類疾病風險	用大豆製品和堅果代替部分肉類， 能降低風險

二、手掌法則，一看就懂每餐該吃多少蛋白質

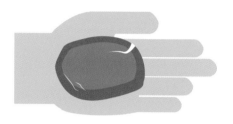

跟掌心差不多大小、手掌差不多厚度
的瘦肉約 50 公克

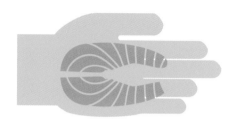

跟掌心差不多大小、手掌差不多厚度
的鮭魚約 50 公克

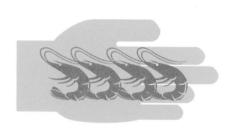

4 隻長度與手掌寬度相當的蝦約 80
公克

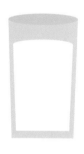

1 杯（100 毫升）牛奶約 100 公克

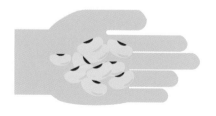

跟掌心差不多份量的黃豆約 30 公克

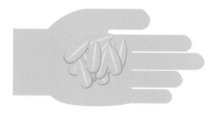

跟掌心差不多份量的瓜子仁約 10 公克

三、蛋白質黃金搭檔，一起吃效果好

（一）和碳水化合物一起吃

當醣類（或者說碳水化合物）和蛋白質搭配在一起時，醣有助於蛋白質的生物利用（即被有效吸收和利用），具有節省蛋白質消耗的功效，而不同時間段搭配碳水化合物也是有講究的：

訓練後 30 分鐘內

飲用乳清蛋白粉20公克左右（甚至可以提高到30～50公克）或者是簡單糖（如一瓶運動飲料）。

訓練後，一份精緻糖飲品就可以幫助身體迅速恢復血糖值。

兩頓正餐之間

飲用乳清蛋白粉20公克左右（甚至可以提高到30～50公克）或者是複合糖（一份燕麥或300公克地瓜）。

非運動時段需要盡量平穩血糖水值，大部分雜糧、豆類、薯類富含膳食纖維，可以減緩糖分在腸道的吸收速率，有助於穩定餐後血糖。

（二）和脂肪一起吃

試著某個清晨，不吃主食，而是攝取一份富含蛋白質的魚肉和三勺花生醬。科學發現，一天中的第一餐乃至一頓飯中的第一口都會影響餐後的血糖值，而以蛋白質和脂肪為主的餐食既能提供足夠的熱量又不會引起血糖波動過大，因此在控制好總熱量的前提之下，建議嘗試看看。

03　好脂肪怎麼吃──減輕胰島素依賴

一、好脂肪與壞脂肪的比較

　　脂肪不單單只看「量」，而是看「質」。如果過度限制身體攝取脂肪的量，轉而吃下過多的醣類，反而有害健康。

好脂肪		壞脂肪	
不飽和脂肪是好脂肪		反式脂肪及飽和脂肪是壞脂肪	
單不飽和脂肪	**多不飽和脂肪**	**反式脂肪**	**飽和脂肪**
脂肪酸分子中只有一個雙鍵，例如橄欖油	脂肪酸分子上有多個雙鍵，能提供能量和細胞結構抗氧化	部分為氫化脂肪（人工合成脂肪），因便於保存而多見於加工食品	室溫下通常為固體，多見於動物脂肪和乳製品
食物中的常見脂肪分類限制			
無嚴格限制，但要注意總熱量不超標		杜絕反式脂肪，飽和脂肪不應超過總熱量的 10%	
健康效應			
降低壞膽固醇 LDL-C 減少心血管疾病和腦卒中風險 提供必需脂肪酸		升高壞膽固醇 LDL-C 增加心血管疾病和腦中風風險 增加糖尿病風險	

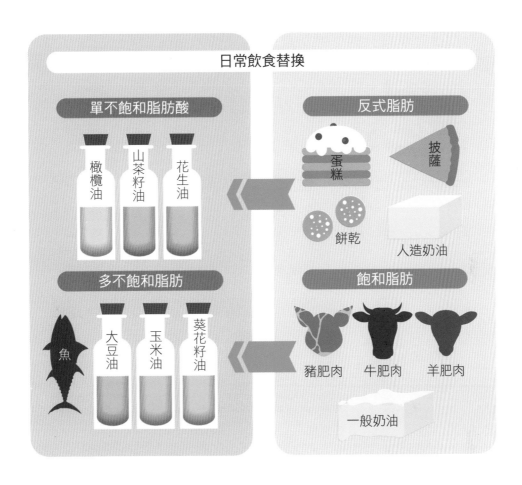

日常飲食替換

單不飽和脂肪酸

橄欖油　山茶籽油　花生油

反式脂肪

蛋糕　披薩　餅乾　人造奶油

多不飽和脂肪

魚　大豆油　玉米油　葵花籽油

飽和脂肪

豬肥肉　牛肥肉　羊肥肉　一般奶油

二、減脂期時，脂肪怎麼吃？

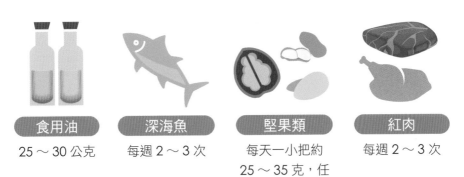

食用油	深海魚	堅果類	紅肉
25～30 公克	每週 2～3 次	每天一小把約 25～35 克，任何時段都可以吃	每週 2～3 次

減脂期提升幸福感的好脂肪推薦

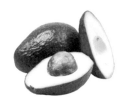

| 酪梨 |
三明治、奶昔、沙拉必備，3/4 個酪梨約 20 公克脂肪。

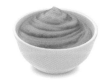

| 花生醬 |
純花生製作，每次食用 10 ～ 20 公克約含有 10 公克的優質脂肪。

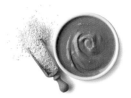

| 芝麻醬 |
純芝麻製作最佳，每次食用 10 ～ 20 公克就含有 5 ～ 10 公克脂肪。

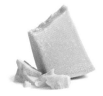

| 起司 |
盡量選擇以巴氏殺菌牛乳製作的起司，一次食用 20 公克約含有 5 ～ 10 公克優質脂肪。

| 添加堅果、酪梨等優質脂肪的植物飲料 |
堅果奶、酪梨優格、堅果優格等。

注：盡量選擇不含添加糖的製品。

三、選對油、巧搭配，吃出燃脂模式

飽和脂肪

　　飽和脂肪最穩定，不怕光、不怕氧氣、不怕高溫，所以最適合用來料理中式炒菜，高溫下油脂不會壞，也不會產生影響健康的自由基和氧化物質，飽足感也最高，例如豬油、牛油、雞油、鴨油等動物油，棕櫚油、椰子油等植物油。

單不飽和脂肪酸

　　單不飽和脂肪酸沒有那麼穩定，比較怕光、怕氧氣、不耐高溫，適合涼拌和低溫烹炒，代表性的油有橄欖油、核桃油、花生油、苦茶油。

多不飽和脂肪酸

　　最不穩定，怕光、怕氧、不耐高溫，在高溫壓榨的過程中容易被破壞掉，因此從種子中獲取更佳，代表性來源有葵花籽、芝麻、玉米、亞麻籽、葡萄籽、大豆等。

　　不同的食物可以提供不同的脂肪酸，盡量在飲食中吃到不同種類的脂肪，甚至每一種都要吃到，這樣才能保證脂肪的均衡多樣性。在油脂的搭配上，建議如下：

- 中式炒菜少放油，保證夾起來的菜品不油膩黏軟，感覺清爽即可。
- 炒菜用椰子油、奶油這些味道香濃的油可以讓食物更美味，飽足感更強。
- 如果吃沙拉，可用油醋拌一拌，再添加一些堅果、酪梨或起司。
- 吃肉品時，如果肥肉比較多（比如五花、牛腩、豬肘），最好搭配清淡的素菜，比如素什錦、涼拌果仁菠菜等。
- 點心可以吃原味烘焙堅果，比如杏仁、葵花籽、花生。

04 碳水化合物怎麼吃吃——
調節脂肪代謝效率

一、複合碳水與簡單碳水的比較

複合碳水	簡單碳水
結構複雜，每日需消耗 200～300 公克的穀類食物，其中一半以上應來自全穀類食品	結構簡單，每日消耗的熱量來自簡單碳水，需小於 10%，攝取適量的主食（米飯、白麵包）補充身體所需熱量

代謝機制

• 消化過程中緩慢分解，逐漸釋放葡萄糖 • 低 GI，吸收緩慢，對血糖響較小	• 消化過程中迅速分解，迅速釋放葡萄糖 • 高 GI 導致血糖驟升 • 快速轉化為能量，消化快，容易感到飢餓，易囤積脂肪

食物來源示例

多為粗加工食物	多為精緻加工食物
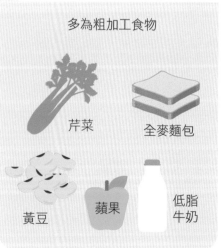	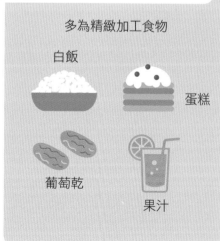
芹菜　全麥麵包 黃豆　蘋果　低脂牛奶	白飯　蛋糕 葡萄乾　果汁

健康影響	
降低慢性病風險	降低慢性病風險
血壓	
高纖維膳食有利於降低舒張壓	低纖維膳食不利於降低血壓
肥胖	
降低食欲和攝取過多熱量	消耗快，容易感到飢餓，增加體重
糖尿病	
有助於降低糖尿病風險	會使血糖迅速升高，增加第二型糖尿病的風險

每日需要的碳水化合物

著重考慮控制體重	著重考慮消耗熱量
減重者	久坐者
（1～3）公克 × 體重	（1～2）公克 × 體重
維持體重者	肌力及爆發力型運動者
（3～5）公克 × 體重	（4～6）公克 × 體重
增重者	耐力型運動員
至少 6 公克 × 體重	（8～10）公克 × 體重

二、手掌法則，一看就知道每餐要吃多少主食

直徑 11 公分的碗

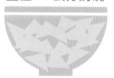

100 公克
馬鈴薯

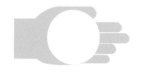

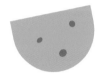

生馬鈴薯去皮切塊，使用
標準尺寸的碗約 100 公克

成人拳頭大小的馬
鈴薯約 100 公克

80 公克
饅頭
（50 公克麵粉）

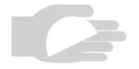

一個手掌可以托住，五根
手指可以抓起的饅頭約 80
公克

1/2 個饅頭約 40 公克

125 公克
白飯
（50 公克白米）

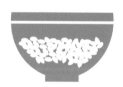

直徑 11 公分的碗
半碗白飯約 110 公克

三、巧妙搭配得以促進醣類代謝

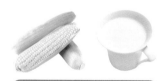

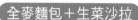

玉米＋豆漿

全麥麵包＋生菜沙拉

燕麥粥＋堅果

抑制醣分吸收，好消化

熱量低，飽足感強

飽足感強又耐餓

05「慧」加餐，血糖穩定，持續減脂

一、減脂為什麼要加餐？

減脂期間建議每餐吃六、七分飽，這樣既可以避免吃得太撐，又可以提高身體代謝。飲食六、七分飽很容易在兩餐之間產生飢餓感，當人感到肌餓的時候，身體就會降低基礎代謝，把熱量轉化為脂肪儲存起來，所以在兩餐之間多加一餐，既可以避免肌餓又能保持身體新陳代謝旺盛，促進減脂。

（一）什麼時候吃最適合？

早上、中午吃的東西過了 2、3 個小時之後已經消耗大半，此時身體的血糖值比較低，容易產生飢餓感，因此加餐的時間最好是在飢餓感來臨之前，一般是在早上 10 點左右或是下午 3 點到 4 點。

（二）減脂期間的加餐技巧

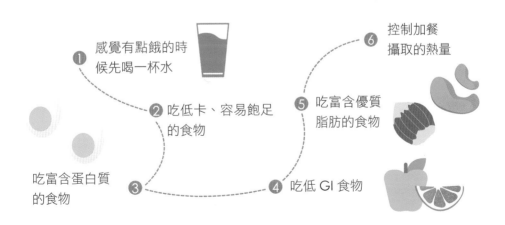

❶ 感覺有點餓的時候先喝一杯水

❷ 吃低卡、容易飽足的食物

❸ 吃富含蛋白質的食物

❹ 吃低 GI 食物

❺ 吃富含優質脂肪的食物

❻ 控制加餐攝取的熱量

二、減脂期加餐吃什麼？

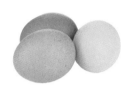

蛋

一個 60 公克的雞蛋熱量不到 100 大卡，既可以增加飽足感又可以補充營養，特別適合減脂加餐。

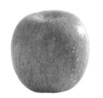

低糖水果

大部分水果都是低脂肪、高水分，在增強飽足感的同時還能保證攝取到較低的熱量。

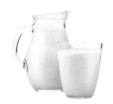

牛奶

牛奶含有豐富的蛋白質、礦物質，可以選擇脫脂牛奶或者是低脂優格。

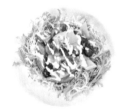

生菜沙拉

生菜含有豐富的維生素、礦物質、膳食纖維，可以搭配檸檬汁、橄欖油和醋食用，熱量低且營養豐富。

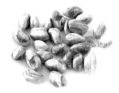

堅果

堅果富含好的脂肪，還能促進身體頑固脂肪的代謝，推薦花生、核桃、開心果、杏仁、松子等，但堅果的熱量比較高，因此要注意控制攝取量。

06 減脂受阻原因 1：鐵不足

如果血液中的鐵含量不足，就不能將充足的氧氣運送到細胞和身體的各個器官，身體的新陳代謝也會隨之大大降低，使得脂肪更容易堆積，因此補充足夠的鐵可以促進脂肪燃燒。

成人推薦
每日攝取量

食物來源

男性 12 毫克、女性 20 毫克，女性懷孕早、中、晚期分別為 20 毫克、24 毫克、29 毫克。

- 動物肝臟
- 動物血
- 瘦肉

減醣燃脂菜譜精選

干貝竹筍瘦肉湯

材料　竹筍丁 200g、豬瘦肉末 100g、雞蛋 1 個、泡發干貝 30g、枸杞子 3g、鹽適量、蔥花少許。

作法

① 雞蛋打散，備用。

② 鍋熱放油，炒香蔥花，放豬瘦肉末、竹筍丁、干貝、枸杞子翻炒，加少許水煮至干貝熟透，調入鹽，淋入蛋液稍煮即可。

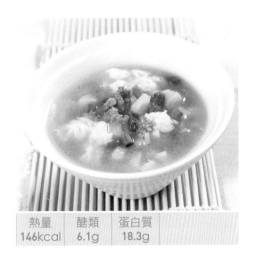

熱量	醣類	蛋白質
146kcal	6.1g	18.3g

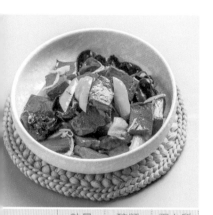

熱量	醣類	蛋白質
105kcal	6.3g	19.6g

豬血炒木耳

材料　豬血片 300g、青椒片 100g、泡發木耳 100g，蔥段、薑絲少許，醋、鹽適量。

作法

❶ 泡發木耳撕小朵。

❷ 鍋熱放油，放入薑絲和青椒片煸炒片刻。

❸ 加入木耳、豬血片炒熟，再加入蔥段、鹽和醋調味即可。

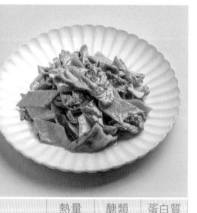

熱量	醣類	蛋白質
91kcal	8.5g	12.1g

青椒炒牛肉

材料　牛瘦肉片100g、紅蘿蔔片100g、青椒片200g，花椒粉、太白粉、香油、醬油、鹽適量。

作法

❶ 牛瘦肉片加花椒粉、太白粉、香油和醬油抓勻，醃漬 15 分鐘。

❷ 鍋熱放油，下入牛肉片煸熟。

❸ 放入青椒片和紅蘿蔔片炒熟，加鹽調味即可。

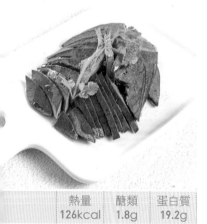

熱量	醣類	蛋白質
126kcal	1.8g	19.2g

鹽水豬肝

材料　豬肝 200g，薑片、香菜段少許，鹽、花椒、八角、香油適量。

作法

❶ 豬肝冷水下鍋，川燙，撈出，沖淨。

❷ 鍋中加清水和鹽，放入薑片、花椒、八角煮沸。

❸ 放入川燙過的豬肝煮熟，切片，放涼裝盤，淋上香油，撒上香菜段即可。

07　減脂受阻原因 2：維生素 B 不足

維生素 B 以輔酶的形式參與體內碳水化合物、蛋白質和脂肪代謝，是「熱量釋放的助燃劑」。人體一旦缺乏維生素 B，活動力會明顯下降，表現出容易疲乏、食欲不振、反應遲鈍等狀況。

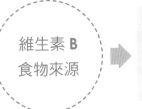

維生素 B
食物來源

➡

綠葉蔬菜、動物內臟、豆製品、小米、玉米、紫菜、香菇、香蕉、花生等。

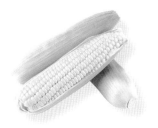

減醣燃脂菜譜精選

藜麥雙薯鮮蝦沙拉

材料　蝦仁 80g、地瓜塊 50g、紫薯塊 40g、藜麥 30g、洋蔥丁 30g、檸檬 30g、青椒丁 20g、紅甜椒丁 20g，亞麻籽油、料酒、醋、鹽適量。

作法

① 藜麥、地瓜塊、紫薯塊放入蒸鍋中蒸熟；蝦仁放入鍋中煮熟，撈出。

② 將亞麻籽油、醋、鹽、擠出的檸檬汁拌勻，製成油醋汁。

③ 所有食材放入盤中，淋上油醋汁攪拌均勻即可。

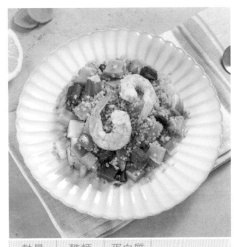

熱量	醣類	蛋白質
156kcal	24.2g	10.7g

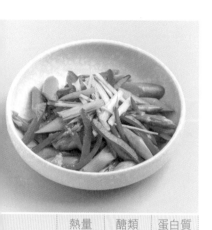

熱量	醣類	蛋白質
31kcal	5.6g	4.0g

白灼蘆筍

材料　蘆筍段 300g、紅甜椒絲 20g、蔥白絲少許、蒸魚豉油適量。

作法

❶ 鍋內加適量清水煮沸，放入蘆筍段川燙 1～2 分鐘，撈出放冷水過涼。

❷ 將蘆筍段擺入盤中，淋上蒸魚豉油，在上面撒上蔥白絲和紅甜椒絲，拌勻即可。

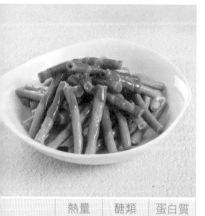

熱量	醣類	蛋白質
114kcal	22.9g	3.4g

黑米紅豆西米露

材料　黑米 20g、西谷米 20g、紅豆 15g、牛奶 60g。

作法

❶ 紅豆、黑米提前浸泡 2 小時，放入鍋中，大火煮沸，轉中火煮熟。

❷ 西谷米放入鍋中，大火煮 8 分鐘左右，蓋鍋蓋燜一下，盛出，靜置放涼。

❸ 將煮熟的黑米、紅豆、西谷米放入碗中，加入牛奶，攪拌均勻即可。

熱量	醣類	蛋白質
63kcal	8.4g	3.1g

麻醬豇豆

材料　豇豆段 200g、芝麻醬 10g、鹽適量。

作法

❶ 豇豆段放入沸水中煮 10 分鐘，撈出瀝乾，放在碗中。

❷ 將芝麻醬加少許飲用水、鹽調勻，淋在豇豆上拌勻即可。

08 減脂受阻原因 3：膳食纖維不足

　　膳食纖維本身產生熱量不多，還能吸水膨脹，增加食物體積，進食後讓人有飽足感，有助於減脂者控制飲食。膳食纖維還可以減少部分醣和脂質的吸收，使得體內脂肪消耗增多，幫助減脂。

成人推薦
每日攝取量

25 ～ 30 公克

食物來源

全穀物、雜糧、蔬果等，例如糙米、燕麥麩、全麥粉、黃豆、紅豆、玉米。

減醣燃脂菜譜精選

高纖糙米飯

材料　糙米 60g、薏仁 30g、綠豆 30g、豌豆 30g、紅蘿蔔丁 30g。

作法

❶ 綠豆、薏仁、糙米洗淨，浸泡 4 小時。

❷ 綠豆、薏仁、糙米、豌豆、紅蘿蔔丁一起放入電鍋中，加入適量清水，按下「煮飯」鍵，煮好後放稍涼即可。

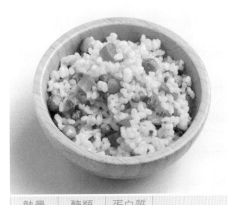

熱量	醣類	蛋白質
293kcal	55.3g	11.9g

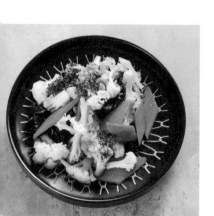

熱量	醣類	蛋白質
109kcal	12.4g	11.4g

雙花炒木耳

材料　綠花椰菜 200g、白花椰 200g、紅蘿蔔片 100g、豬瘦肉片 50g、泡發木耳 30g、蠔油適量，蒜片、薑片少許。

作法

❶ 綠花椰菜、白花椰、泡發木耳分別撕成小朵，川燙備用。

❷ 鍋熱放油，加入肉片炒至七分熟，放入蒜片、薑片炒出蒜香，倒入綠花椰菜、白花椰、紅蘿蔔片、木耳炒至熟，加蠔油炒勻即可。

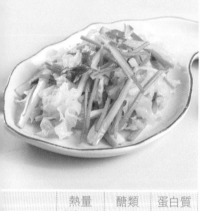

熱量	醣類	蛋白質
28kcal	6.9g	1.1g

燴拌銀耳

材料　泡發銀耳（白木耳）100g、紅蘿蔔絲 50g、黃瓜絲 50g、香菜段少許，醬油、醋、鹽適量。

作法

❶ 泡發銀耳撕成小朵，與紅蘿蔔絲一起燙熟，撈出。

❷ 銀耳、黃瓜絲、紅蘿蔔絲放盤中，加醬油、醋、鹽調味，撒上香菜段即可。

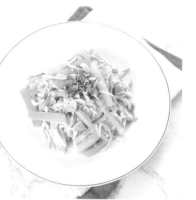

熱量	醣類	蛋白質
89kcal	2.6g	13.3g

芹菜拌雞絲

材料　芹菜段 200g、雞胸肉 60g、泡發腐竹段 50g，蒜蓉、鹽、醬油、橄欖油適量。

作法

❶ 泡發腐竹段和芹菜段分別燙熟，撈出，瀝乾水分。

❷ 雞胸肉沖洗乾淨，煮熟冷卻，撕成細絲備用。

❸ 芹菜段、雞絲、腐竹段放入盤中，再放入蒜蓉、鹽、醬油、橄欖油拌勻即可。

09　減脂受阻原因 4：肉鹼不足

　　肉鹼在脂肪代謝和能量合成過程中有著重要的作用，人體可以把離胺酸（一種 α - 胺基酸）轉化成肉鹼，而肉鹼可以幫助身體燃燒脂肪，產生能量，因此可以多多食用富含維生素 C 的食物，維生素 C 和離胺酸可以促進肉鹼形成。

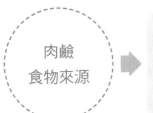

肉鹼
食物來源

基本上存在於瘦肉裡，魚、家禽及牛奶中也含有一定量的肉鹼，不過植物中的肉鹼含量很少，所以素食主義者要額外補充肉鹼，最好的素食肉鹼來源就是酵母和豆豉。

減醣燃脂菜譜精選

木耳熘魚片

材料　草魚肉片 300 g、黃瓜片 100g、紅蘿蔔片 100g、泡發木耳 100g、蛋清 30g，蔥絲、薑絲、蒜末少許，料酒、鹽適量。

作法

❶ 草魚肉片用雞蛋清上漿，泡發木耳川燙，並將蔥絲、薑絲、蒜末、料酒調成醬汁。

❷ 鍋熱放油，放入紅蘿蔔片、木耳、鹽、適量清水，燒開後，倒入魚片、黃瓜片翻炒熟，倒入醬汁炒勻即可。

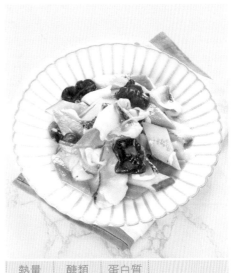

熱量	醣類	蛋白質
228kcal	8.8g	28.5g

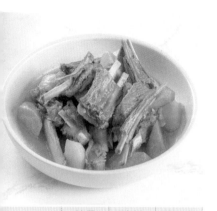

熱量	醣類	蛋白質
186kcal	9.8g	15.6g

紅燒羊排

材料　羊排段 150g、紅蘿蔔塊 80g、馬鈴薯塊 80g，蔥末、薑末、蒜末少許，料酒、冰糖、鹽、八角、香葉適量。

作法

❶ 羊排段冷水下鍋，川燙後撈出。

❷ 鍋熱放油，放冰糖炒出糖色，放蔥末、薑末、蒜末炒勻，下羊排翻炒，加八角、香葉、料酒和適量清水煮 1 小時，放入紅蘿蔔塊、馬鈴薯塊燒至熟爛，加鹽調味即可。

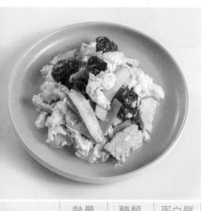

熱量	醣類	蛋白質
90kcal	3.2g	9.3g

木樨肉

材料　雞蛋 1 個，豬里肌片 50g、泡發木耳 30g、黃瓜片 30g、紅蘿蔔片 30g、鹽適量，蔥末、薑末、蒜末少許。

作法

❶ 雞蛋打散成蛋液，炒成雞蛋塊。

❷ 鍋熱放油，炒香蔥末、薑末、蒜末，放入豬里肌片炒散，倒入木耳、黃瓜片、紅蘿蔔片翻炒，最後倒入雞蛋塊翻炒，加鹽調味即可。

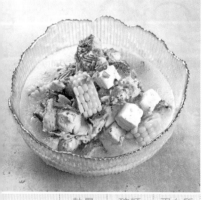

熱量	醣類	蛋白質
178kcal	13.9g	17.4g

吳郭魚豆腐玉米煲

材料　吳郭魚塊 100g、豆腐塊 200g、玉米塊 80g、鹽適量，薑片、蔥花少許。

作法

❶ 鍋熱放油，放入吳郭魚塊，煎至兩面微黃，盛出備用。

❷ 砂鍋置火上，放入玉米塊、魚塊、薑片，加水沒過魚塊，大火煮開後放入豆腐塊，轉小火燉至湯汁呈現奶白色，加鹽、蔥花調味即可。

10　減少內臟脂肪，就要吃好一天三餐

一、女性 1200 ～ 1300 大卡高蛋白低碳水三餐菜單

三餐	原則	食物	作法	說明
早餐	低 GI（主食）	燕麥片、雜糧粥等	乾重 30g	少量低 GI 粗糧（早餐可以不攝取碳水）
	優蛋白	牛肉 50g	生重一小塊	選擇其中一項即可。
		雞胸肉 50g		
		雞蛋 1 個	約 60g	
		豆干 6 片	約 80g	
		牛奶 250ml	盡量選擇原味無糖	選擇其中一項即可。
		豆漿 250 ml		
		優格 200 ml		
	愛蔬菜	生菜、黃瓜、番茄等	生重約 150g	提供礦物質和維生素。
	有堅果	松子、腰果、杏仁等	每天一小把，不超過 30g，早餐吃 10 顆，剩下留到點心	選擇原味無添加的堅果，可提供優質脂肪酸。

續表

三餐	原則	食物	作法	說明
午餐	低 GI	義大利麵 50g	一拳大小	此類為主食，盡量選擇粗糧和高碳水蔬菜，可以控制熱量。考慮到午餐的重要性，可以適當攝取簡單碳水，但要控制攝取的份量。
		地瓜或紫薯 200g	取生重，約中等大小 1 個	
		南瓜 200g	取生重	
		紅蘿蔔 150g	約 1 根，可作為主食	
		玉米 200g	中等大小 1 根	
		白飯 50g	約半碗	
	優蛋白	牛肉 100g	推薦牛腱，不推薦牛腩	選擇其中一項即可。在減脂期非常需要補充足量的蛋白質，而雞皮脂肪含量過高，應避免攝取。
		雞胸肉 100g	取生重	
		雞腿 100g	選擇去皮雞腿	
		魚肉 120g	取生重，推薦選擇低脂魚	
		蝦仁 100g	取生重，帶殼蝦約 125g	
		雞蛋 60g	1 個	
		豆腐 70g	可以選擇其他豆製品	豆製品每天攝取總量為 200g，可以適當分配每餐份量。
	愛蔬菜	生菜、黃瓜、番茄等	生重約 200g	除了高碳水蔬菜外，種類不限，可適當多吃。

續表

三餐	原則	食物	作法	說明
晚餐	低 GI	義大利麵 50g	一拳大小	晚餐應在睡前至少 2 小時用餐完畢。 不攝取簡單碳水，避免高油、高鹽飲食。粗糧和高碳水蔬菜等含有豐富膳食纖維，可增加飽足感。
		地瓜或紫薯 200g	取生重，約中等大小 1 個	
		南瓜 200g	取生重	
		紅蘿蔔 150g	約 1 根，可作為主食	
		玉米 200g	中等大小 1 根	
	優蛋白	雞胸肉 100g	取生重	選擇其中一項即可。 減脂期非常需要補充足量的蛋白質，推薦選擇含有豐富蛋白質和優質脂肪酸的蝦類與魚類。
		雞腿 100g	選擇去皮雞腿	
		魚肉 120g	取生重，推薦選擇低脂魚	
		蝦仁 100g	取生重，帶殼蝦約 125g	
		雞蛋 60g	1 個	
		牛肉 100g	推薦牛腱，不推薦牛腩	
	愛蔬菜	生菜、黃瓜、番茄等	除了高碳水蔬菜外，種類不限，生重約 200g	蔬菜類含膳食纖維、礦物質及維生素；建議涼拌、白灼或煮湯。
		海帶、木耳、香菇等各種菌菇藻類	鮮重約 100g	富含豐富礦物質、維生素、膳食纖維和多糖，有助於提高免疫力。

二、男性 1500～1600 大卡高蛋白低碳水三餐菜單

三餐	原則	食物	作法	說明
早餐	低 GI（主食）	燕麥片、雜糧粥等	乾重 40g	少量低 GI 粗糧（早餐可以不攝取碳水）
	優蛋白	牛肉 50g	生重一小塊	選擇其中一項即可。
		雞胸肉 50g		
		雞蛋 1 個	約 60g	
		豆干 6 片	約 80g	
		牛奶 250ml	盡量選擇原味無糖	選擇其中一項即可。
		豆漿 250 ml		
		優格 200 ml		
	愛蔬菜	生菜、黃瓜、番茄等	生重約 200g	礦物質和維生素的重要來源。
	有堅果	松子、腰果、杏仁等	每天一小把，不超過 30g，早餐吃 10 顆，剩下留到點心	選擇原味無添加的堅果，可提供優質脂肪酸。

續表

三餐	原則	食物	作法	說明
午餐	低 GI	義大利麵 70g	一拳大小	此類為主食，盡量選擇粗糧和高碳水蔬菜，可以控制熱量。考慮到午餐的重要性，可以適當攝取簡單碳水，但要控制攝取的份量。
		地瓜或紫薯 300g	取生重，約 1 個大的或中等大小 2 個	
		南瓜 400g	取生重	
		紅蘿蔔 300g	2 根，可作為主食	
		玉米 300g	1 大根	
		白飯 100g	1 碗或一拳頭份量	
	優蛋白	牛肉 120g	推薦牛腱，不推薦牛腩	選擇其中一項即可。在減脂期非常需要補充足量的蛋白質，雞皮脂肪含量過高，應避免攝取。
		雞胸肉 120g	取生重	
		雞腿 150g	選擇去皮雞腿	
		魚肉 150g	取生重，推薦選擇低脂魚	
		蝦仁 150g	取生重，帶殼蝦約 175g	
		雞蛋 120g	2 個	
		豆腐 100g	可以選擇其他豆製品	豆製品每天攝取總量 200g，可以適當分配每餐份量。
	愛蔬菜	生菜、黃瓜、番茄等	生重約 200g	除了高碳水蔬菜外，種類不限，可適當多吃。

續表

三餐	原則	食物	作法	說明
晚餐	低 GI	義大利麵 70g	一拳大小	晚餐應在睡前至少 2 小時用餐完畢。 不攝取簡單碳水，避免高油、高鹽飲食。粗糧和高碳水蔬菜等含有豐富膳食纖維，可增加飽足感。
		地瓜或紫薯 300g	取生重，約 1 個大的或中等大小 2 個	
		南瓜 400g	取生重	
		紅蘿蔔 300g	2 根，可作為主食	
		玉米 300g	1 大根	
	優蛋白	牛肉 120g	推薦牛腱，不推薦牛腩	選擇其中一項即可。在減脂期非常需要補充足量的蛋白質，推薦選擇含有豐富蛋白質和優質脂肪酸的蝦類與魚類。
		雞胸肉 120g	取生重	
		雞腿 150g	選擇去皮雞腿	
		魚肉 150g	取生重，推薦選擇低脂魚	
		蝦仁 150g	取生重，帶殼蝦約 175g	
		雞蛋 120g	2 個	
	愛蔬菜	生菜、黃瓜、番茄等	除了高碳水蔬菜外，種類不限，生重約 200g	蔬菜類含膳食纖維、礦物質及維生素；建議涼拌、白灼或煮湯。
		海帶、木耳、香菇等各種菌菇藻類	鮮重約 100g	富含豐富的礦物質、維生素、膳食纖維和多糖，有助於提高免疫力。

喝酒的時候，下酒菜一口接著一口，很容易不小心吃下過多的熱量，要特別小心，現在就重新審視自己的飲酒習慣吧！

一、飲酒過量，會導致多餘熱量變成脂肪

每天喝酒、三酸甘油脂偏高的人，必須重新審視自己的喝酒習慣。要知道，1 公克酒精含有 7 大卡的熱量，1 瓶 360 毫升的 17 度燒酒中含有 61 公克酒精，熱量大約有 427 大卡，也就是說，喝 1 瓶燒酒的熱量相當於吃 2.5 碗的白飯。以酒精量計算，成年人一天最大飲酒的酒精量建議不超過 15 公克，大約相當於 450 毫升的啤酒（以酒精濃度 4% 計算）或是 150 毫升的葡萄酒（以酒精濃度 12% 計算）。特別要注意的是，有肥胖、糖尿病或肝臟問題的人最好禁酒。

二、所謂「適量飲酒」究竟是多少？

根據酒的種類不同，可以設定出「一天適量飲酒範圍」，如果同時喝好幾種酒，則必須喝得更少才行。

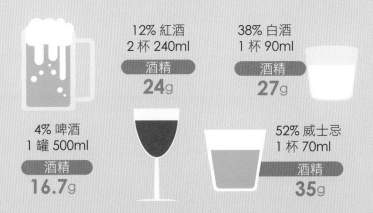

12% 紅酒
2 杯 240ml
酒精
24g

38% 白酒
1 杯 90ml
酒精
27g

4% 啤酒
1 罐 500ml
酒精
16.7g

52% 威士忌
1 杯 70ml
酒精
35g

專題

喝酒還能減少內臟脂肪的飲食方法

喝酒、搭配下酒菜的五大重點

1 遵守一天的「適當份量」
紅酒 240ml 或啤酒 500ml

2 搭配低熱量的下酒菜
搭配低熱量的下酒菜並慢慢喝，可以減輕腸胃負擔

3 一星期中有 1～2 天的「養肝日」
配合生活作息，設定不飲酒的「養肝日」。

4 無糖的酒也不能大意
聲稱無糖、無熱量的酒，其酒精帶來的影響也是一樣的，要小心過量

5 當天喝太多，隔天就禁酒
參加宴會或應酬導致飲酒過量的時候，隔天應禁酒以減輕身體的負擔與損害

下酒菜是喝酒的樂趣之一，記住這些訣竅，挑選低熱量、低脂肪的食物：

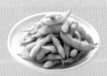

烤雞串
雞肉青椒串、雞肉蘆筍卷這些加了蔬菜的單品比較好，應避免膽固醇含量比較高的動物內臟、雞翅、雞皮等。

關東煮
建議吃熱量低、膳食纖維多的白蘿蔔、海帶、蒟蒻、豆腐等，少吃肉丸、年糕等熱量高的食物。

涼拌菜
涼拌青菜、水煮毛豆都含有豐富的膳食纖維，涼拌豆腐的熱量也較低，而拌沙拉盡量選擇無油的沙拉醬。

不要選擇炸雞、串燒、起司製品、醃海鮮、烤香腸等高熱量食品，這些都是高油脂的「代名詞」。

第**5**章

燃脂輕斷食，活化解脂酶，
瓦解頑固內臟脂肪

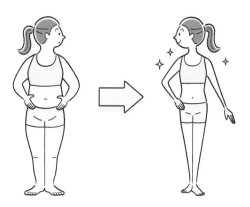

01 隱瞞大腦，偷燃內臟脂肪——間歇性斷食

一、間歇性斷食對胰島素的影響

　　一般吃完東西，血糖會升高，此時身體會分泌胰島素，把血液中的葡萄糖帶進細胞轉換成能量，多餘的養分則會被轉換成糖原與脂肪儲存在體內。若長時間不進食、胰島素濃度低，體內沒有足夠的葡萄糖時，脂肪將被分解成酮體，提供身體能量。

間歇性斷食時間表

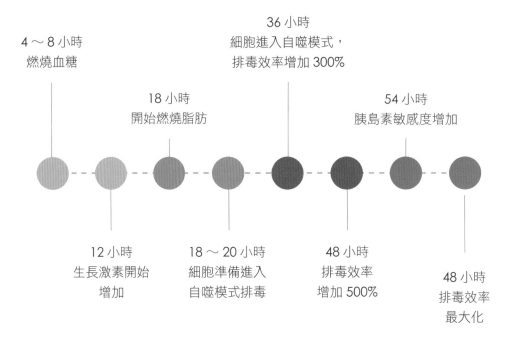

4 ～ 8 小時
燃燒血糖

12 小時
生長激素開始
增加

18 小時
開始燃燒脂肪

18 ～ 20 小時
細胞準備進入
自噬模式排毒

36 小時
細胞進入自噬模式，
排毒效率增加 300%

48 小時
排毒效率
增加 500%

54 小時
胰島素敏感度增加

48 小時
排毒效率
最大化

注：引用自生命科學雜誌《細胞》（Cell）。

　　人體習慣優先使用葡萄糖作為能量來源，但是想要讓身體更容易燃燒脂肪，便需要讓胰島素維持在低濃度的狀態，只有等體內的葡萄糖燃燒殆盡了，身體才會將儲存在體內的脂肪分解為酮體來提供能量。

　　據研究，從進食完最後一餐到體內的葡萄糖用盡，平均來說需要 12 ～ 14 小時（依照人體狀況不同以及最後一餐的進食量而定），一旦葡萄糖用完，身體就會進入燃脂狀態。因此，斷食時間建議至少要維持 16 小時，甚至更久。

二、注意吃東西的時間，擺脫「饞」帶來的假性飢餓

　　人的胃容量有限，能攝取的熱量也有限，制訂飲食計畫的目的在於讓自己在非進食時段有一個明確的阻力，不會因為嘴饞而去吃零食或者攝取非必要的熱量，這樣的飲食計畫有利於分辨生理飢餓（真飢餓）與心理飢餓（假性飢餓）。

（一）真飢餓的人體感受

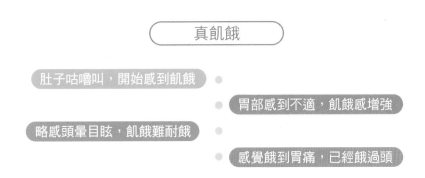

　　如果是真的餓了，就不能再繼續挨餓，優先選擇高蛋白、高膳食纖維等的食物，既能消除飢餓感，也能為身體補充營養物質。

（二）假性飢餓的人體感受

> ### 特別想吃甜食或剛吃過飯就「餓」
>
> 營養比例失衡，身體分泌大量胰島素，促使血糖迅速降低，飢餓感來襲。
>
> ### 運動後感覺特別「餓」
>
> 將疲勞感混淆為飢餓感。
>
> ### 心情差壓力大就「餓」
>
> 焦慮、壓力等情緒會干擾和紊亂控制食欲的神經。
>
> ### 快速進食後又「餓」了
>
> 血糖變化、胃部填充都要時間，需要放慢吃飯速度，讓大腦意識到這一點。
>
> ### 熬夜到半夜覺得很「餓」
>
> 熬夜會引起生理時鐘混亂，大腦會把「睏」當作需要補充能量的信號，導致瘦素飆升。
>
> ### 長時間沒喝水又渴又「餓」
>
> 身體缺水時會有能量不足的感覺，大腦容易把飢餓感與渴感混淆。

想要克服假性飢餓，這裡提供幾個小方法：

1. 多喝水，每日飲水建議量為 1800 ～ 2400 毫升。
2. 不要囤積過多零食，把零食放在看不到或不方便拿取的地方。
3. 注意休息時間，保證每日有 7 小時以上的足夠睡眠時間。
4. 少吃精緻加工食品，多吃天然、原型食物。
5. 適當安排欺騙餐的時間（提高熱量攝取），既解饞又飽足，偶爾放鬆也可以穩定食欲。

三、如何執行間歇性斷食，燃燒更多內臟脂肪？

每日限時斷食法

第 1 個月，每週選 5 天，進食窗口期控制在 10 小時內
第 2 個月，每週選 5 天，進食窗口期控制在 8 小時內
第 3 個月，每週選 5 天，進食窗口期控制在 6 小時內
第 4 個月，每週 7 天都將進食窗口期控制在 6 小時內

注：每天在一個時間段內攝取所有的熱量（不管是食物還是飲料），
這個時間段即為進食窗口。

斷食日嚴格控制食量，女性只能攝取 400 ～ 500 大卡熱量，男性只能攝取 500 ～ 600 大卡熱量，大約相當於省去一頓午飯的熱量。

因為斷食日吃下去的食物有限，應更關注食物所含的營養成分，選擇營養密度高的食物，並保持食物的多樣化，符合營養均衡原則。

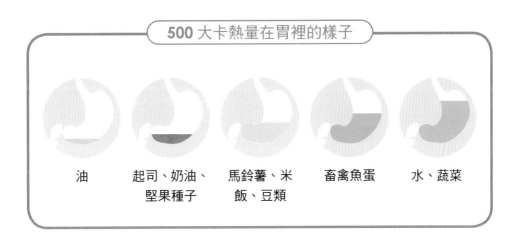

500 大卡熱量在胃裡的樣子

油　　　起司、奶油、　馬鈴薯、米　畜禽魚蛋　水、蔬菜
　　　　堅果種子　　　飯、豆類

02 兩招輕斷食，淨化血液，讓內臟得到休息

一、輕斷食適合哪些人？

輕斷食特別適合 BMI ≧ 24（超重或肥胖）、高血壓、血脂異常、高血糖以及有減重需求的族群，需要特別注意的是，以下族群不建議嘗試：

✕ 營養不良、低血壓、低血糖族群。

✕ 孕婦、哺乳期女性、腸胃功能較弱族群。

✕ 有厭食症、暴食症等飲食障礙的族群。

二、168 輕斷食

168 斷食法是最受歡迎的輕斷食方式之一，即一天的進食時間限制在 8 小時內，剩下的 16 小時不進食，其優點是對新手來說很容易適應，比較好跨過斷食的過渡期。

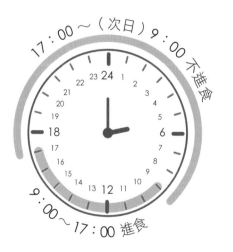

Tips ‧‧‧‧‧‧

❶ 盡量固定進食以及斷食的時段。

❷ 可先從 12 小時開始嘗試，適應後再進階到 16 小時。

❸ 盡量吃營養密度高的食物，保持飲食均衡。

❹ 斷食期間可以喝綠茶、黑咖啡等無糖飲料。

168 輕斷食的斷食日食譜推薦

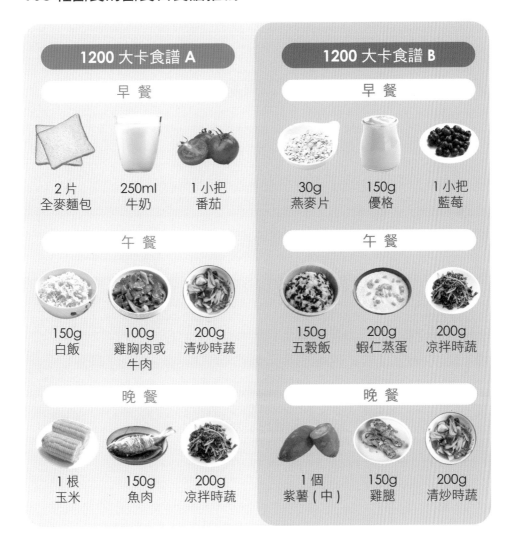

1200 大卡食譜 A

早　餐

| 2 片
全麥麵包 | 250ml
牛奶 | 1 小把
番茄 |

午　餐

| 150g
白飯 | 100g
雞胸肉或
牛肉 | 200g
清炒時蔬 |

晚　餐

| 1 根
玉米 | 150g
魚肉 | 200g
涼拌時蔬 |

1200 大卡食譜 B

早　餐

| 30g
燕麥片 | 150g
優格 | 1 小把
藍莓 |

午　餐

| 150g
五穀飯 | 200g
蝦仁蒸蛋 | 200g
涼拌時蔬 |

晚　餐

| 1 個
紫薯 (中) | 150g
雞腿 | 200g
清炒時蔬 |

Tips ‧ ‧ ‧ ‧ ‧ ‧

① 注意，進食時間一定要在 8 小時內。

② 加餐可以選擇 1 小把堅果，補充優質脂肪。

③ 效果因人而異，BMI 較大的族群可以依照菜單適當增加熱量。

三、5：2 輕斷食

一週 7 天中，選擇 5 天正常飲食，另外選擇不連續的 2 天進行輕斷食，斷食日只攝取 500 大卡（女性）或 600 大卡（男性）熱量的食物，這樣能讓人體代謝「輕剎車」。

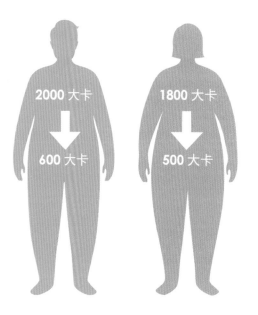

Tips · · · · · ·

① 正常吃飯的 5 天要多吃蔬菜並保證攝取足夠的蛋白質和優質脂肪。

② 低熱量飲食日建議每天至少喝 2000 毫升的水。

③ 低熱量飲食日不建議完全不吃碳水。

④ 盡量選擇低 GI、低 GL（升醣負荷）的食物。

（一）哪些人不宜進行 5：2 輕斷食？

× 心臟病患者，更容易造成心律不整。

× 糖尿病患者，可能因糖代謝異常及潛在的心臟病而發生猝死。

× 感染性疾病患者，容易出現抵抗力下降，易致使疾病惡化。

× 有酒癮者，本身可能已經有肝病，加上營養不良，更容易發生危險。

（二）5：2 輕斷食的斷食日食譜推薦

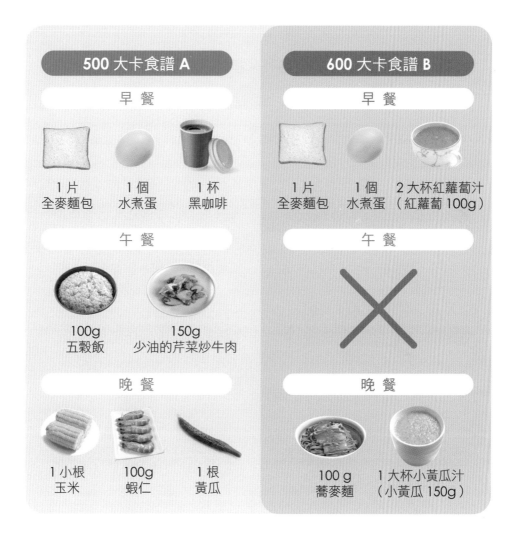

500 大卡食譜 A

早　餐

| 1 片 全麥麵包 | 1 個 水煮蛋 | 1 杯 黑咖啡 |

午　餐

100g 五穀飯　　150g 少油的芹菜炒牛肉

晚　餐

1 小根 玉米　　100g 蝦仁　　1 根 黃瓜

600 大卡食譜 B

早　餐

1 片 全麥麵包　　1 個 水煮蛋　　2 大杯紅蘿蔔汁 （紅蘿蔔 100g）

午　餐

✕

晚　餐

100 g 蕎麥麵　　1 大杯小黃瓜汁 （小黃瓜 150g）

Tips ● ● ● ● ● ●

① 斷食日可以選低 GI 主食，提升飽足感。

② 烹飪過程中注意少油、少鹽，因為鹽分攝取過多，身體會儲水。

③ 如果出現低血糖等不良反應，請立刻停止斷食。

四、順利執行輕斷食的 8 個祕訣

能夠增加飽足感的小零食

餅乾、薯條熱量較高，可換成自製的蘑菇乾、香菇乾、海帶乾等。海帶先用水泡一泡（海帶泡後就不那麼鹹了），再放到烤箱裡烤乾。用烘烤方式製作的蘑菇乾、香菇乾、海帶條等不僅口感脆爽，而且富含膳食纖維、飽足感強。

預先準備斷食日的食物

把斷食日的食物準備好，這樣可以避免「飢不擇食」，看到什麼就想吃什麼。

和親朋好友一起輕斷食

跟一起實施輕斷食計畫的人共餐會讓輕斷食之旅更輕鬆有趣。

學會看食品標籤

學會如何看營養標示以及各成分的數值，選擇低脂、低鈉、低熱量的食物。

吃之前等一等

先等 10 分鐘再吃，會發現等一下就沒那麼餓了。

輕斷食日保持忙碌

去做想做的事情，轉移對食物的注意力。

運動補償

如果不小心吃了一塊巧克力，可以用快走半小時或類似的運動來補償。

避免澱粉含量高的精製碳水化合物

選擇低 GI 食物，例如蔬菜、大豆、扁豆及全麥麵包等，會比吃饅頭更有飽足感。

03 吃對食物，身體可以自己打開 「燃脂開關」

一、膳食纖維：緩解間歇性斷食期間的便祕情況

間歇性斷食期間，適量吃高膳食纖維的食物，不僅熱量低，又容易產生飽足感，而且相關研究證實，每攝取 1 公克的小麥纖維，就能將食物經過腸道的時間減少 0.78 小時，是輕斷食的得力幫手。

（一）攝取膳食纖維以一天 25 ～ 30 公克為準

國民健康署建議成人每天宜攝取 25 ～ 35 公克膳食纖維，然而調查顯示，有九成的族群攝取量不足，平均攝取量也只達到 15 ～ 20 公克，遠遠未達相關標準。

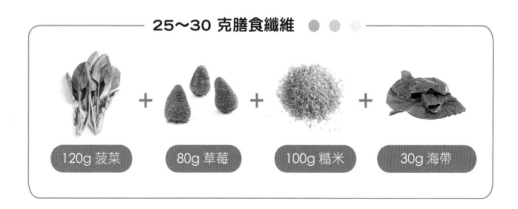

25～30 克膳食纖維

120g 菠菜　＋　80g 草莓　＋　100g 糙米　＋　30g 海帶

（二）日常怎麼補充足夠的膳食纖維？

富含膳食纖維的食物主要有以下幾類，可以嘗試搭配不同食材：

全穀雜糧類、果菜豆類、薯類	蔬果類及堅果種子類
全穀物、雜豆類、薯類中富含膳食纖維，日常應適當多食。全穀物包括未加工的稻米、大麥、小麥、燕麥等；雜糧豆類包括紅豆、綠豆等；果菜中的豆類包括豇豆、蠶豆、豌豆等；薯類則包括地瓜、山藥等。	蔬菜膳食纖維的含量約為3%，水果約為2%，而杏仁、黑芝麻、松仁等堅果和種子也富含膳食纖維。

　　具體來説，每天分別攝取 200 ～ 300 公克（含全穀雜糧類、果菜豆類 50 ～ 150 公克）的穀類、50 ～ 100 公克的薯類、300 ～ 500 公克的蔬菜、200 ～ 350 公克的水果就可以達到每天 25 ～ 30 公克膳食纖維的要求。

（二）增加膳食纖維 4 大方法

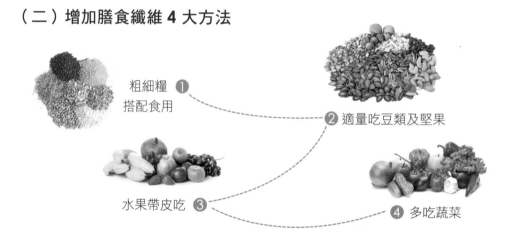

粗細糧 ❶
搭配食用

❷ 適量吃豆類及堅果

水果帶皮吃 ❸

❹ 多吃蔬菜

Tips ・・・・・・

有沒有必要服用纖維粉？

　　如果無法透過食物滿足每日所需的膳食纖維，可以考慮買纖維粉，食用效果可能不如直接從食物中獲取好，但對促進健康還是有幫助的。需要注意的是，纖維粉不要補充過多（菊粉每天不超過 15 公克），否則可能會導致脹氣。

二、Omega-3 脂肪酸：不只燃脂，還能減少慢性發炎

　　研究顯示，Omega-3 脂肪酸有調節血脂、抗發炎、抗氧化、抑制血栓形成以及保護血管內皮細胞等作用，可以有效預防動脈粥狀硬化，減少慢性發炎症狀及改善自身免疫性疾病。

（一）Omega-3 脂肪酸的減肥機制

1. 在總脂肪量不變的前提下，增加 Omega-3 脂肪酸的攝取量能滿足食欲。
2. Omega-3 脂肪酸使食物在胃內停留的時間較長，讓人不容易感到飢餓，減少了食物的攝取量。
3. 能平衡體內的胰島素，促進高血糖素的分泌，甚至能促進新陳代謝，幫助脂肪消耗。

（二）Omega-3 脂肪酸藏在哪些食物裡？

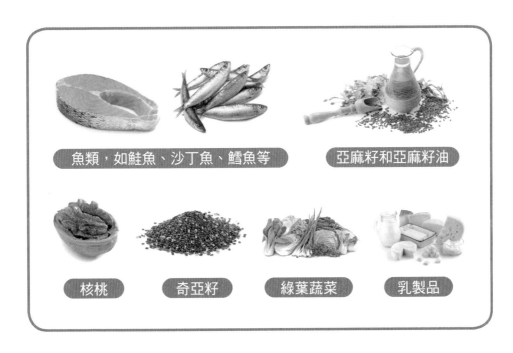

魚類，如鮭魚、沙丁魚、鱈魚等　　亞麻籽和亞麻籽油

核桃　　奇亞籽　　綠葉蔬菜　　乳製品

（三）如何增加 Omega-3 脂肪酸的攝取量？

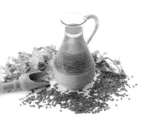

使用亞麻籽油、紫蘇油代替一部分烹調食用油；鑒於其性質較活躍，不適合高溫烹調，可以用於涼拌、調醬汁、作餡料等 ❶

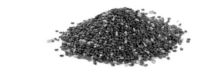

❷ 準備奇亞籽，在製作果蔬奶昔或者麵點、沙拉等可以加入

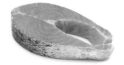

每週吃 1～2 次深海多脂魚，每次 80 公克 ❸

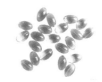

❹ 如果膳食的攝取量不足，吃一些深海魚油以及磷蝦油等膳食補充劑也可以

魚類選擇清蒸或低溫烤製

因 Omega-3 脂肪酸難以承受煎炸的高溫，非常容易氧化，所以魚類不適合用煎炸的烹調方法。

食用油要換著吃

常見食用油中，花生油、玉米油、葵花籽油是 Omega-6 含量較高的油，而橄欖油、菜籽油等富含 Omega-3 脂肪。

多吃大豆類和堅果

大豆類不僅是優質蛋白的來源，也是 Omega-3 脂肪酸的重要來源。堅果中含有 Omega-3 脂肪酸，但熱量較高，應適量食用。

避免食用反式脂肪酸

經過氫化過程形成的反式脂肪會增加心血管疾病的風險，應避免食用。

三、維生素 B 群：降低身體發炎機率

維生素 B 群是維生素 B1、維生素 B2 等 8 種水溶性維生素的總稱。從食物中攝取的脂質、醣類、蛋白質在被人體利用時，維生素 B 群會以輔酶的角色發揮作用，參與能量代謝和細胞代謝，有助於預防內臟脂肪堆積，幫助減重。

維生素 B 群因其種類不同，功能也略有不同，它們會互相協助、彼此作用，進行各種代謝活動。因此，從食物中均衡攝取維生素 B 群很重要。

維生素 B1（硫胺素）

又稱抗腳氣病因子、抗神經炎因子，是醣類轉換為能量時不可或缺的維生素，參與輔酶的構成，促進胃腸蠕動、增進食欲。攝取不足時，會使人焦慮、暴躁、疲勞等。

維生素 B2（核黃素）

促進脂質和醣類轉換為能量，保持皮膚和黏膜健康。

維生素 B3（煙酸）

促進細胞新陳代謝，促進紅細胞生成。

維生素 B9（葉酸）

燃燒醣類、脂質，促進脂肪燃燒，預防動脈硬化。

維生素 B6（吡哆素）

可以促成蛋白質的分解與氨基酸的再合成，還能促進脂肪代謝，預防動脈硬化。

維生素 B7（生物素）

協助醣類和脂質代謝，攝取不足時易引發皮膚炎。

維生素 B9（葉酸）

參與遺傳物質和蛋白質的代謝，攝取不足時會影響人體正常生理活動。

維生素 B12（鈷胺素）

與維生素 B_6 一起輔助蛋白質和脂質的代謝，還具有製造葉酸和紅細胞的功能。

（一）富含維生素 B 群的食物

以下食物中含有豐富的維生素 B 群，可以透過飲食均衡攝取：

1. 全穀雜糧類如全麥麵粉、燕麥、大麥、小米、糙米、地瓜、大豆及其製品等。
2. 動物性食物如動物內臟、蛋類、魚蝦、奶及乳製品等。
3. 蔬菜如菠菜、花椰菜、萵筍、四季豆等。
4. 水果如橘子、柳丁、檸檬、葡萄柚等。

（二）如何有效攝取維生素 B 群

維生素 B 群多是水溶性的，會隨尿液排出體外，難以長時間儲存在體內，而人體自身又難以合成，如果平時飲食習慣不佳，經常挑食或偏食，就很容易缺乏維生素 B 群。只要掌握 B 群溶於水的特點，飲食時注意攝取方式，將能有效發揮其功能。

搭配脂肪含量豐富的食物

維生素 B2 可以將脂質轉換成能量，促進燃脂。將其與脂肪含量多的食物搭配食用，可以協助分解脂質。

不要放過湯汁

維生素 B 群易溶於水，烹調時會溶於水中，建議連湯汁一起吃。

均衡飲食

維生素 B 群彼此間有互補作用，保證均衡飲食才有助於多方攝取足夠的維生素。

每天持續攝取

維生素 B 群無法在體內累積，多餘的部分會排出體外，因此需要持續攝取。

四、多酚類：抗氧化，助消炎

多酚是預防、治療發炎症狀以及代謝紊亂的關鍵生物活性物質，攝取富含多酚的食物對於減少內臟脂肪、預防慢性疾病有相當大的作用。

（一）攝取天然多酚可以抗炎減脂

多酚是植物在保護自身免受紫外線的刺激時，透過光合作用產生的一種帶有苦味和澀味的成分，具有促進健康作用，主要分布在植物表皮中。

多酚具有抗氧化、抗腫瘤、保護心血管、抗發炎的作用，對預防、緩解發炎症狀及代謝紊亂有幫助，還可以預防慢性疾病，甚至可以減輕高脂食物對人體健康的威脅。此外，多酚還具有一定的抗突變、抗衰老、增強免疫、抗輻射的作用，其他關於多酚對人體的影響如下：

1. 保護胰島細胞免受自由基氧化，提高胰島素敏感性，有助於控制血糖，燃燒內臟脂肪。
2. 抗發炎機制可以改善心血管疾病的多種風險因素，包括降低血壓、降低 LDL-C、預防血栓等。
3. 促進有益菌的生長、限制有害菌的生長，改善腸道功能，減輕腸胃負擔，預防肥胖。
4. 防止細胞損傷，降低細胞因損傷而產生的突變甚至癌變的風險。

（二）哪些食物富含多酚？

茶葉中含有豐富的茶多酚，其中綠茶多酚含量最高。

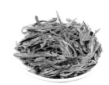

綠茶

抗氧化，幫助消化，預防慢性病。

蔬菜的多酚含量比水果略低，但也相當可觀，如洋蔥、花椰菜、高麗菜、芹菜、香菜等。

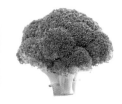

花椰菜

可以清除自由基，能抗衰老、抗氧化、提高免疫力。

咖啡、黑巧克力的多酚含量也很豐富。

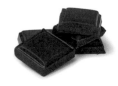

黑巧克力

高含量的可可多酚可以抗氧化，改善血液循環。

水果是多酚的重要來源之一，尤其深色水果的多酚濃度相當高，如櫻桃、藍莓、蘋果、葡萄、梨子、香瓜、番茄、柚子、柳丁等的多酚含量就很豐富。

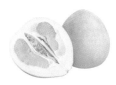

柚子

柚皮素可以抗癌，保護內臟器官，降低發炎症狀。

藍莓

花青素可緩解眼睛疲勞。

穀物、豆類、堅果種子都是多酚含量豐富的食物，如蕎麥、黑麥、燕麥、大麥、玉米、小麥、大米、黃豆、黑豆、菜豆、核桃、杏仁、亞麻籽、芝麻等。

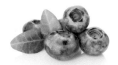

芝麻

芝麻素可抗氧化，增強免疫力。

黃豆

大豆異黃酮能預防和改善骨質疏鬆。

04 慢性病患者減少內臟脂肪的吃法

一、高血壓這樣吃

鈉鹽攝取過多容易導致血壓升高，加上快節奏的生活壓力大，會使動脈血管保持收縮狀態，因此容易形成高血壓。高血壓主要表現為頭暈、頭痛、胸悶、心悸、煩躁、肢體麻木等，不過在罹患高血壓的初期，不少人沒有明顯的症狀。

（一）飲食清淡，從低鹽開始

想要調節血壓，就要從改善生活方式做起，減少鹽分的攝取量是非常重要的。高血壓患者的鹽攝取量應控制在 5 公克以下，病情較嚴重、有併發症者需控制在 3 公克以下。若要好好實行減鹽飲食，這四個訣竅不可少：

最後放鹽
鹽分散於菜肴表面，還沒來得及滲入內部，吃起來鹹度很夠，又可以達到少放鹽的目的。

適當加醋
醋的酸味不只可以強化鹹味，還能促進消化、提高食欲，減少食材維生素損失。除此之外，檸檬、柚子、橘子、番茄等含有酸味的食物也可以增加菜肴的味道，還具有一定的抗氧化作用。

利用油香味增強味道
蔥、薑、蒜等經食用油爆香之後所產生的油香味能增加食物的可口性。

不喝湯底
湯類、煮燉的食物，鹽等調味料往往會沉到湯底，因此湯底最好不喝，以免攝取過多的鹽。

（二）鉀、鈣、鎂、膳食纖維能促進鈉排泄

鉀　補鉀可以幫助身體排出鈉，有利於控制血壓，增強血管彈性，可適當多吃甜椒、櫛瓜、冬瓜、香蕉等。

鈣　鈣有助於保持血壓穩定，因此建議每天要喝足夠的牛奶或優酪乳，也可以吃適量的起司等。此外，大豆及其製品、油菜、雪菜等也有助於補鈣。

鎂　鎂是維持心臟正常運轉的重要元素，體內鎂含量不足則會導致血管收縮，進而使血壓上升。可常食燕麥、糙米、紫菜、海帶、花生、核桃、牛奶、大豆、香蕉等。

膳食纖維　膳食纖維可以幫助人體排出多餘的鈉，還能幫助血管保持彈性，對調節、控制血壓有益，也有助於吸附多餘脂肪排出體外。可常食大豆、紅豆、燕麥、蕎麥、蒟蒻、薯類、海帶等。

Tips ······

　　醫學研究發現，綠茶中含有黃銅醇類（抗氧化物質），平時適量飲用可以減少罹患高血壓的機率，但這並不意味著喝綠茶多多益善，高血壓患者飲茶必須適量，而且忌飲濃茶，因為濃茶可能引起大腦興奮、失眠、心悸等不適。此外，服用降血壓的藥物期間也不宜飲用綠茶，以免降低藥效。

二、糖尿病這樣吃

如果常喝含糖飲料、攝取過多精製碳水化合物、常吃宵夜、攝取太多飽和脂肪、蔬菜攝取不足等都會影響胰島素的分泌，引起血糖升高，不利於控制內臟脂肪。若是血糖異常或者已經有糖尿病的症狀，首先要做的就是正確安排一日三餐。在提供足夠營養的同時，盡可能把食物對血糖的影響降到最低，含碳水化合物的食物對血糖影響最大，一定要謹慎選擇，禁甜食、限水果、選擇中低 GI 的主食，避免高 GI 食物。

（一）食物多樣化，選對穀、薯是控糖的基礎

人體所需的全部營養素不可能只從某一種或幾種天然食物中獲得，所以平衡膳食是非常重要的，攝取多樣化的食物才能滿足人體需要，促進身體健康。為了平衡膳食，日常要盡量做到主食粗細搭配、副食葷素搭配：

1. 全穀雜糧等主食不僅能提供碳水化合物、膳食纖維、維生素、礦物質還可以增加飽足感，例如玉米、燕麥、蕎麥都可以當主食。
2. 蔬菜能夠提供礦物質、維生素和膳食纖維，尤其是綠葉蔬菜，所以每天都要吃蔬菜且要吃夠量（300～500公克）。
3. 水果是日常飲食中的重要組成，但對糖尿病患者來說，吃不吃水果令人糾結。其實，血糖控制得宜，空腹血糖在6.1毫摩爾/升以下、餐後2小時血糖在10毫摩爾/升以下、糖化血紅蛋白在7.0%以下，且病情穩定、不常出現低血糖的60歲以下患者是可以吃水果的，可以選用含糖量低（低GI）的水果，同時減少相對的主食攝取量。

Tips ‧ ‧ ‧ ‧ ‧ ‧

① 水果不要和正餐一起吃，可作為加餐在上午 10 點或下午 4 點左右食用。
② 每天水果量不宜超過 200 公克，並相應減少 25 公克的主食（生重），以控制每日攝取總熱量不變。

（二）多吃低 GL 食物

根據升糖指數（GI，指食物對血糖濃度的影響，反映碳水釋放能量的快慢）和升醣負荷（GL，指實際攝取碳水的量對血糖的影響）進行膳食調理，有利於控制血糖。其中，升醣負荷指數的計算方式為：（**GI× 碳水化合物的公克數）÷100**。

低 GI 食物主要有四季豆、扁豆、蘆筍、黃瓜、茄子、菠菜、花生、牛奶等。需要注意的是，同種食材採用不同的烹飪手法，GI 值也會有較大的差異。在一般情況下，同種食材烹調時間越長，GI 值越高，因此掌握以下烹飪技巧，可以幫助控糖：

1. 粗糧不細作，製作混合主食，且不要煮過久，減少糊化程度。

2. 食物不要切得太小，豆類能吃整顆不要磨，蔬菜能不切就不切，並用醋或檸檬汁調味；水果盡量吃原型，不要選擇果乾、蜜餞、果醬等。

高 GI 值食物並非完全禁止，但需要控制份量，例如西瓜的 GI 值是 72，100 公克的西瓜碳水量是 5.5 公克，那麼吃 100 公克的西瓜其 GL 值為 (72×5.5)/100≈4。可以看出西瓜的 GI 值雖然很高，但 GL 值很低，因此只要控制食用量，對血糖的影響並不大。當然，GI 值和 GL 值越低越好。

推薦食材

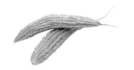

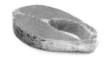

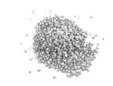

苦瓜	鮭魚	蕎麥
含有苦瓜苷，有「植物胰島素」之稱，具有一定降血糖功效，對胰島有保護作用。	富含 DHA，具有降血脂和抗發炎的功效，有助於減少糖尿病脂類代謝紊亂，減輕糖尿病患者因血糖高而造成組織器官的損害。	富含「鉻」能增強胰島素的活性，是重要的血糖調節劑。此外，蕎麥中的「蘆丁」有益於改善糖尿病患者的血管健康。

三、血脂異常這樣吃

血脂異常可能的症狀為頭暈、失眠、容易疲勞、胸悶、體重增加等，不過很多血脂異常患者往往沒有任何不適，只能透過血液檢查發現，需要特別注意。

（一）減少飽和脂肪酸和反式脂肪酸

選擇優質蛋白質食物，多吃新鮮的深色蔬菜

膳食中增加優質蛋白質攝取量可以平衡脂肪、碳水化合物、蛋白質的比例，有利於調節血脂，因此蛋白質的來源非常重要，可多多食用蛋類、瘦肉、去皮禽肉、魚類、大豆及其製品等。而蔬菜中含有較多的膳食纖維和植物化學物，有利於脂肪代謝。

遠離飽和脂肪酸和反式脂肪酸

飽和脂肪酸是影響血脂的主要因素，會導致總膽固醇和低密度脂蛋白膽固醇（壞膽固醇）升高，因此要盡可能減少飽和脂肪酸的攝取，其攝取量應小於總熱量的 10%。在日常飲食中，應在烹調前將肥肉剔除，或是將凝固在菜肴、湯羹表面的浮油去除。另外，蛋糕、油炸食品等富含反式脂肪酸，也會導致血液中總膽固醇和三酸甘油脂含量升高，因此要少吃這類食物。

Tips ・・・・・・

要注意飲食中的三大高脂陷阱

① 小心不要吃太多堅果，建議每天不超過一小把（約 25 ～ 35 公克）。

② 小心食用過多高糖、高脂的水果，如酪梨、榴槤，應選擇含糖量低且富含水分和膳食纖維的水果，如柑橘、梨子等。

③ 素食者小心攝取過多的食用油，每天的油量應控制在 25 ～ 30 公克。對於血脂異常者來說，食用油首選橄欖油、茶油，其次是花生油。

（二）富含維生素 C 的低熱量水果可使膽固醇降低

維生素 C 可以將膽固醇轉變為膽汁酸，從而降低膽固醇數值，應適當選擇熱量低、維生素 C 含量高的水果，如櫻桃、奇異果、草莓、橘子、蘋果等。

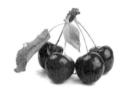

櫻桃

櫻桃含脂量少，有豐富的維生素、礦物質、膳食纖維等，能促進胃腸蠕動，加快食物消化速度，促進排便，使毒素及垃圾及時排除，達到減肥的效果。

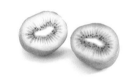

奇異果

奇異果所含的礦物質、維生素和植物營養素等具備天然的血液稀釋功能，能減少血液凝塊的形成，降低膽固醇和血壓。

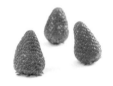

草莓

草莓類漿果富含的花青素，能加速體內膽固醇分解並降低低密度脂蛋白含量，從而預防血栓形成，減少心腦血管疾病的發生。

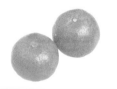

橘子

橘子內側薄皮含有膳食纖維及果膠，可以促進排便，降低沉積在動脈血管中的膽固醇含量，有助於減少動脈粥狀硬化的發生。

蘋果

蘋果富含果膠、纖維素和維生素 C，有非常好的降脂作用。

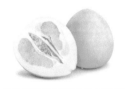

柚子

柚子中所含的大量維生素 C 以及天然果膠能降低人體血液中膽固醇的含量，並有助於鈣和鐵的吸收。

四、痛風這樣吃

　　飲食不健康均衡，經常吃高嘌呤（普林）食物是高尿酸血症和痛風年輕化的一大原因。嘌呤是構成 DNA 與 RNA 的基本物質，除了人體正常代謝產出之外，飲食攝取也會產生嘌呤，一旦身體累積過多嘌呤，便容易形成尿酸結晶累積在關節、腎臟中，進而提高痛風發作的可能性。

（一）適當選擇低嘌呤食物

　　低嘌呤食物是指每 100 公克食物中，嘌呤含量小於 25 毫克，因此這類食物可以每天食用：

1. 穀薯類：大米、小米、小麥、玉米、馬鈴薯、芋頭等。
2. 蔬菜類：白菜、芥藍、高麗菜、芹菜、韭黃、苦瓜、黃瓜、冬瓜、絲瓜、南瓜、茄子、紅蘿蔔、白蘿蔔、青椒、洋蔥、番茄等。
3. 水果類：梨子、蘋果、柳丁、鳳梨、葡萄、櫻桃、木瓜、檸檬等。
4. 蛋奶類：雞蛋、鴨蛋、牛奶等。
5. 水產類：海參、海蜇等。
6. 其他類：蘇打餅乾、麥片、茶等。

　　為了避免長期、過度低嘌呤飲食導致營養缺乏，除了低嘌呤食物外，中嘌呤食物也要適當食用。因為嘌呤易溶於水，只要「過水」處理就能減少嘌呤含量，因此降低中嘌呤食物的嘌呤含量方法就是將肉類切小塊並用沸水川燙以及蔬菜先川燙再烹調。

　　痛風患者能否食用漁產品取決於食物中的嘌呤含量，含嘌呤的漁產品包括動物性和植物性的，比如同樣是動物性漁產品的海蜇和海參，其嘌呤含量分別是 9.3 毫克 /100 公克、4.2 毫克 /100 公克，比青菜含量還要低，所以痛風患者完全可以吃這些低嘌呤的漁產品。

（二）多喝水，促進尿酸排泄

多喝水可以促進尿酸排出，預防尿酸性腎結石，對痛風患者而言，最安全和健康的飲料就是白開水，當然喝一些淡茶水也是可以的。

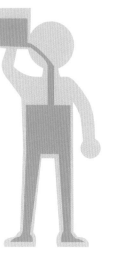

痛風患者每天的飲水量應達到 2000 毫升；在急性發作期或伴有腎結石者，每天可飲水 3000 毫升以保證排尿量。

Tips

1　鎂有助於調節尿酸代謝，可常食黑米、海參、玉米、芝麻、蕎麥等富含鎂的食物。

2　鉀有助於減少血液中的尿酸含量，可常食馬鈴薯、綠葉菜、香蕉、木耳等來補充。

推薦食材

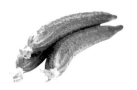

黃瓜

富含水分，可以幫助身體排出多餘的尿酸，除此之外，黃瓜含有的丙醇二酸可以抑制醣類轉化為脂肪，還可以幫助降低內臟脂肪。

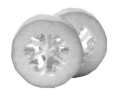

冬瓜

具有利尿消腫的作用，有助於降低尿酸值，預防關節疼痛，且熱量較低，適合控制體重的痛風患者食用。

第**6**章

有氧、阻力相結合，
燃脂效率更高

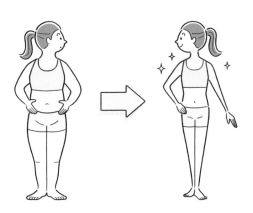

01 製造熱量赤字，告別無效減脂

一、基礎代謝率與每日總消耗熱量的關係

　　想要燃脂，一定要知道的一個詞就是「熱量赤字（熱量缺口）」，也就是說，每天的消耗要持續大於攝取量，但這是否意味著需要吃很少，同時瘋狂運動呢？不是！透過節食減脂，不僅傷害身體還容易反彈，因此每天攝取的熱量一定要達到基礎代謝量，才能健康減脂。

> 每天身體的熱量消耗＝基礎代謝率 × 每日總消耗熱量

（一）基礎代謝率（BMR）

中國人正常基礎代謝率平均值

（中國人的飲食習慣與生活模式與臺灣人較接近，以此參考）　　　　單位：1000卡/（公尺² · 小時）

年齡（歲）	11～15	16～17	18～19	20～30	31～40	41～50	51 以上
男	46.7	46.2	39.7	37.7	37.9	36.8	35.6
女	41.2	43.4	36.8	35.0	35.0	34.0	33.1

（二）每日總消耗熱量（TDEE）

沒有運動	1.2
每周運動 1～2 次	1.375
每周運動 3～5 次	1.55
每周運動 6～7 次	1.725
體力勞動者或每天訓練者	1.9

Tips · · · · · ·

想要持續瘦下來，就要處理好飲食與運動之間的關係（即製造熱量赤字），這樣才會健康且長久。

二、常見運動消耗卡路里數值

以下數值分別以體重 50 公斤、70 公斤的人運動 30 分鐘所消耗的熱量為範例，根據個人身體狀況及基礎代謝率不同還是有所差異，僅供參考（數據資料來源：衛生福利部國民健康署）。

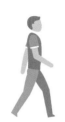（速度 4 公里／小時）

慢走

50 公斤：87.5 大卡
70 公斤：122.5 大卡

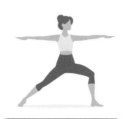

有氧舞蹈

50 公斤：170 大卡
70 公斤：238 大卡

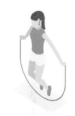

跳繩（慢）

50 公斤：210 大卡
70 公斤：294 大卡

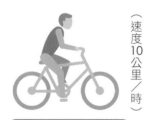（速度 10 公里／時）

騎腳踏車

50 公斤：100 大卡
70 公斤：140 大卡

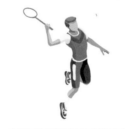

羽毛球

50 公斤：127.5 大卡
70 公斤：178.5 大卡

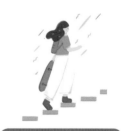

上樓梯

50 公斤：210 大卡
70 公斤：294 大卡

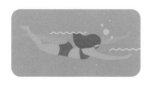

游泳（慢）

50 公斤：157.5 大卡
70 公斤：220.5 大卡

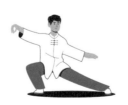

太極拳

50 公斤：105 大卡
70 公斤：147 大卡

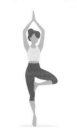

瑜珈

50 公斤：75 大卡
70 公斤：105 大卡

三、減掉 1000 公克的脂肪需要多久？

1000 公克脂肪 ≈7800 大卡，而 7800 大卡相當於：

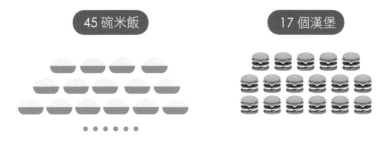

45 碗米飯　　　　　　　　　17 個漢堡

每碗 50g 白米約 173 大卡　　　每個漢堡約 456 大卡

　　假設某人體重 60 公斤，慢跑 1 小時，速度是 3 分 /400 公尺，那麼他跑步過程中：

> **跑步熱量（千卡）＝體重（公克）x 運動時間（小時）x 指數 k**

指數 k = 30 ÷ 速度（分 /400 公尺）

消耗的熱量 = 60×1×（30÷3）= 600（大卡）

要消耗 1000 公克脂肪需要 7800 ÷600 = 13 天

也就是說，減掉 1000 公克脂肪，需要連續 13 天，每天跑步 60 分鐘。

　　減脂期時，每天的熱量赤字可控制在 500 大卡左右，雖然減掉 1000 公克脂肪看起來需要很久，但每減掉 1000 公克的純脂肪，在減脂初期體重會下降 2 ～ 3 公斤；穩定期之後，每減 1000 公克的純脂肪，體脂會下降 1.5 ～ 2 公斤，體形也會發生明顯的變化──腹部變平坦、四肢變緊致。

02 有氧加阻力，這樣練更燃脂

一、有氧運動與阻力運動的比較

有氧運動	阻力運動
又叫「心肺運動」，主要以有氧代謝提供能量的運動方式，可以增強心肺耐力。在進行有氧運動過程中，可以和人正常交流。	又叫「力量訓練」，利用阻力促進肌肉收縮，增強爆發力，提高骨骼肌質量。讓肌肉在「缺氧」的狀態下進行運動，運動狀態下不能與人正常交流。

主要消耗

脂肪、碳水化合物、蛋白質	碳水化合物

特點

強度低、有節奏、持續時間長	強度大，很劇烈、短時間運動

運動項目

快走、慢跑、慢速跳繩、有氧操、騎自行車等。	短跑、跳高、舉重、深蹲、負重肌肉訓練、伏地挺身等。

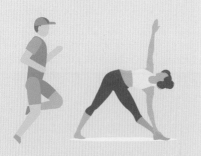
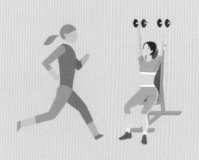

二、有氧、阻力怎麼練，才能 1 ＋ 1 ＞ 2 ？

有氧運動怎麼練

選擇多種有氧運動交叉練習

長期堅持一種有氧運動易使身體適應該運動，導致減脂提早進入停滯期，因此要選擇多種運動。

運動時間

建議 30 ～ 45 分鐘，過度的有氧運動會使身體損失大量肌肉，降低新陳代謝。

優先選擇 HIIT（高強度間歇訓練）

HIIT 訓練具有持續燃脂的特點，也就是說，停止運動後，身體還會處於燃脂狀態：

跑步	45 分鍾
有氧操	35 分鍾
跳繩	30 分鍾
HIIT 訓練	20 分鍾

有氧運動保持在最大心跳率的 60% ～ 80%，是減脂、燃脂、減重的最佳區間。

阻力運動怎麼練

每次一個大肌群＋一個小肌群

大肌群：背部、胸部、臀腿；
小肌群：腹部、肩部、手臂。

運動時間

建議 15 ～ 30 分鐘，每週最好進行 2 ～ 3 次非連續的阻力訓練運動，盡可能練到所有主要肌群，可以達到減脂效果。

可選擇力量訓練或塑形運動

塑形和力量鍛鍊並沒有明顯的界限，很多鍛鍊動作都可以在塑形同時達到提升力量的結果。

引體向上	鍛煉肱二頭肌，減掉粗壯手臂
平板支撐（棒式）	加強腹肌核心肌群力量，塑造全身線條
深蹲鍛練	提升下肢和腹部肌肉力量，塑造臀部線條

執行阻力訓練運動的心率在 170 ～ 180bpm 以上，容易使肌肉疲勞。

運動最大心率：最大心率＝ **220** －年齡

運動心率：最大心率 ×**60%** ～最大心率 ×**80%**

再來看一個實驗，這個實驗是研究哪一種運動方式對減脂和提高基礎代謝更有效。

10 週力量訓練、耐力訓練以及組合訓練後人體基礎代謝變化：

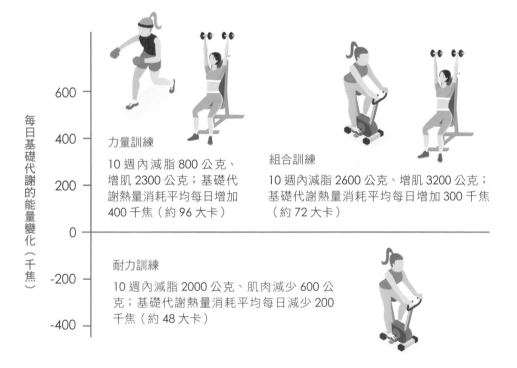

力量訓練

10 週內減脂 800 公克、增肌 2300 公克；基礎代謝熱量消耗平均每日增加 400 千焦（約 96 大卡）

組合訓練

10 週內減脂 2600 公克、增肌 3200 公克；基礎代謝熱量消耗平均每日增加 300 千焦（約 72 大卡）

耐力訓練

10 週內減脂 2000 公克、肌肉減少 600 公克；基礎代謝熱量消耗平均每日減少 200 千焦（約 48 大卡）

由此可知，力量訓練比組合訓練每天可多消耗 100 千焦（約 24 大卡），長遠來看，消耗的總熱量也相當可觀，但最主要的是，想要短時間顯著減少脂肪，力量、耐力的組合訓練是最有效的，還有想要長時間維持體重，增加肌肉力量必不可少。

有氧、阻力組合循環訓練舉例

阻力運動動作要以多關節訓練為主，比如伏地挺身、徒手深蹲、弓箭步等；有氧動作可以選擇跳繩、開合跳、高抬腿等。在整個循環訓練中，可以加入深蹲跳、擊掌伏地挺身等爆發性動作，這些動作可以動到更多肌群並且更快地燃燒脂肪，但是對身體的負荷比較大，所以不能安排過多。

交替式循環訓練

訓練動作	訓練時間
跑步	15 分鐘
橢圓機	15 分鐘

跑步結束後，立即做橢圓機運動，做完算一次交替循環訓練。

腹部標準循環訓練

訓練動作	訓練時間
剪刀腿	15 次
卷腹	15 次
仰臥兩頭起	15 次
平板支撐	45 秒

依次進行訓練動作，每個訓練動作之間不休息或盡量少休息，所有動作做完算完成 1 輪，共進行 3～4 輪，每輪之間休息 1～3 分鐘。

腹部標準循環訓練

動作順序安排	訓練動作	次數 / 時間
全身動作	波比跳	10 次
下肢訓練動作	箭步蹲	25 次
上肢訓練動作	啞鈴彎舉	15 次
下肢訓練動作	原地登山跑	30 秒
上肢訓練動作	啞鈴頸後臂屈伸	10 次
腹部訓練動作	捲腹	20 次
腹部訓練動作	俄羅斯轉體	20 次

依次進行以上動作，每個訓練動作之間不休息或少休息，所有動作完成算 1 輪，共進行 3～4 輪，每輪間休息 2～5 分鐘。

三、無器材有氧、阻力結合運動，暢享 48 小時燃脂

訓練結束後（尤其是高強度的運動），身體會以更快的速度持續燃燒熱量，甚至長達 48 小時，即運動後過攝氧量，簡稱 EPOC。EPOC 的第一階段持續時間較短且較為劇烈，一般在訓練結束後幾小時就會消退，而與第一階段相連的後續階段則在 24 小時後緩慢結束，有時可長達 48 小時。

動作 1：開合跳（每組 20 次）

1 站姿跳躍。雙腳往外張開約 1.5 個肩寬，雙手往頭頂方向擊掌；注意手肘盡量伸直，在頭部兩側夾緊，身體同時向上延伸。

2 再跳一次後，雙腳併攏，雙手拍大腿兩側。注意身體仍要往頭頂方向延伸，盡量不要駝背。

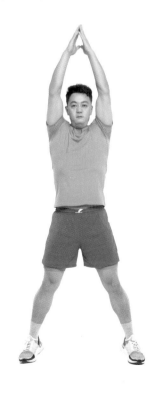
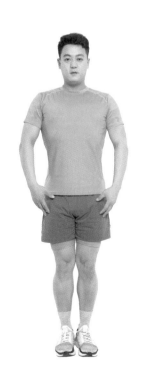

動作 2：波比跳

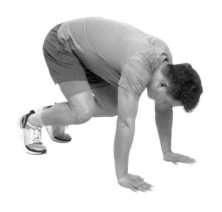

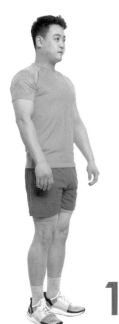

1 開始時，跳躍站姿。

2 將大腿後側肌群往後推，盡可能保持小腿垂直，雙膝採用中立姿勢，髖關節轉軸往前彎，手掌放在地面上，手指朝前。重點是保持下背平直，雙腳在雙手碰地時往後伸或滑到後方。

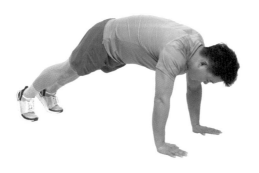

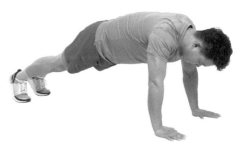

3 雙腳往後滑，擺出伏地挺身至最高位置的姿勢。雙手手掌貼緊地面，夾緊臀部，持續繃緊腹部。

4 胸部往地面下沉的同時，手肘保持貼緊身體，肩膀與手腕上下對齊。

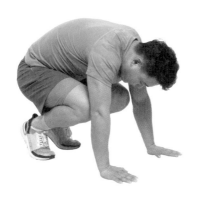

5 用爆發式動作伸展手肘，髖部往上推到完全伸展，膝蓋往胸口拉。

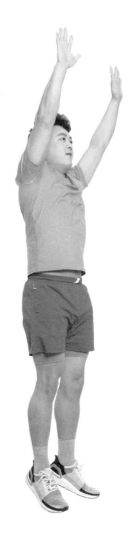

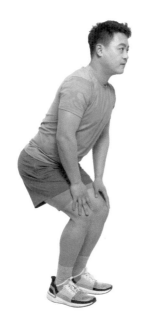

6 雙腿彎曲到身體下方時，試著用雙腳取代雙手的位置。重點是盡可能保持雙腳平直，背部打直，抵達深蹲的最低位置。

7 身體推離深蹲最低位置，垂直往上跳。併攏雙腿，然後雙肩往後拉（胳肢窩朝前），腳尖朝下，一組波比跳動作完成。

03 持續有氧運動，提高整體燃脂效率

一、空腹有氧訓練，消滅頑固脂肪

（一）什麼是空腹有氧訓練？

空腹有氧訓練就是人體在空腹狀態下進行的有氧運動。根據人體對食物的消化過程，可以簡單地把一天中的各時段分為進食狀態與空腹狀態，進食狀態指人體正在消化、吸收食物的時間段，而空腹狀態指人體完成消化、吸收食物後的時間段。

在進食狀態下，由於血糖含量升高，胰島素分泌，人體處於合成代謝狀態（脂肪更容易堆積）；在空腹狀態下，血糖含量降低，胰島素回到初始狀態，脂肪更容易被分解。透過下圖，可以清楚地知道進食與空腹狀態不同時段的變化：

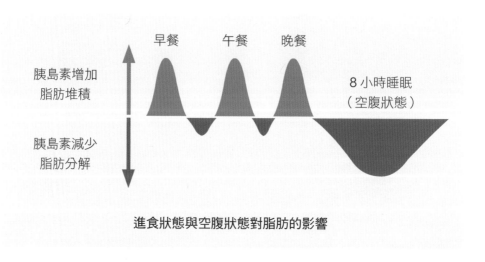

進食狀態與空腹狀態對脂肪的影響

（二）空腹有氧真的能燃燒更多脂肪嗎？

英國伯明罕大學的研究人員針對空腹有氧訓練進行了相關研究，他們將受試者分為 A、B 兩組，A 組受試者在空腹狀態下進行 1 小時的有氧運

動，B 組受試者在進食後進行 1 小時的有氧運動，結果 A 組受試者比 B 組受試者燃燒了更多脂肪。研究人員認為，進行空腹有氧訓練時，人體沒有多餘的碳水化合物可以提供能量，所以需要燃燒更多的脂肪為身體提供能量。由此可知，空腹有氧訓練的原理就是，空腹狀態期間因為缺少碳水化合物，使得胰島素含量相對較低，人體會使用更多的脂肪為運動提供所需的能量。

（三）頑固的脂肪怎麼瘦下來

頑固部位瘦不下來，主要有兩個原因：

難瘦部位的 α 受體比 β 受體多

人體透過兒茶酚胺（一種化學物質）才能達到分解脂肪細胞的目的。當兒茶酚胺透過血液與脂肪細胞中的受體結合後，就可以分解脂肪，釋放能量。

脂肪細胞中有兩種腎上腺素受體：α 受體和 β 受體，β 受體被稱為「好受體」，可以促進脂肪燃燒，當兒茶酚胺與它結合後，脂肪細胞就能為人體提供能量；而 α 受體被稱為「壞受體」，兒茶酚胺與它結合後，無法被使用或分解脂肪細胞。

人體不同部位的 α 受體和 β 受體含量不同，研究表明，大腿和臀部脂肪中的 α 受體是 β 受體的 9 倍。此外，男性腹部脂肪中含有更高比例的 α 受體。

難瘦部位的血液流通量較小

人體不同部位的血液流通量有一定差異，血液流通量越大的部位脂肪燃燒越快，溫度越高，摸一摸臀部或大腿，就會發現這裡的溫度相比其他部位（手臂、胸部等）的更低。血液流通量小會造成血液承載的激素（例如兒茶酚胺）很難進入脂肪細胞，使得這些部位的脂肪代謝更加困難。

　　研究表明，進行空腹有氧訓練時，腹部的血流量會顯著提升，兒茶酚胺更容易與腹部脂肪中的 β 受體結合，促進腹部脂肪的燃燒。

> **Tips ·······**
>
> **這些人不適合空腹有氧訓練**
> ① 心腦血管疾病族群，包括心臟、外周血管或腦血管疾病等。
> ② 呼吸疾病族群，包括慢性阻塞性肺疾病（COPD）、哮喘、間質性肺病或囊狀纖維化等。
> ③ 休息或輕度活動時會出現氣短眩暈或暈厥症狀族群。
> ④ 孕婦和 60 歲以上中老年人。

（四）如何進行空腹有氧訓練

① 選擇清晨時段，因為經過一夜的睡眠，身體處於完全空腹的狀態。

② 訓練前，不要攝取任何富含碳水化合物的食物，包括水果、全穀物、含糖飲料等。

③ 在訓練前半小時補充 200 ～ 300 毫升的水。

④ 訓練時，每 15 分鐘喝 150 ～ 300 毫升的水。

⑤ 訓練的持續時間以 20 ～ 30 分鐘為宜，每週進行 3 ～ 5 次訓練，訓練強度中等或低等，心率為最大心率（220 －年齡）的 60% ～ 70% 區間。

　　需要提醒的是，該訓練不適合非健康族群，尤其是低血糖族群。在空腹狀態下，人體主要靠脂肪和蛋白質提供身體熱量，所以該訓練不僅加速脂肪燃燒，也會加速肌肉消耗，這是空腹有氧訓練的嚴重缺陷，所以一定要輔以腰腹以上部位的力量練習，建議一週至少 3 次，防止肌肉流失。

二、適合普通人的有氧運動

　　人體在經過了一夜的休息，胃裡的食物已經消化完，內臟脂肪和皮下脂肪都會消耗，身體內糖原量低，這時候有氧運動可以加速脂肪的分解以達到更高效的燃脂。

爬樓梯

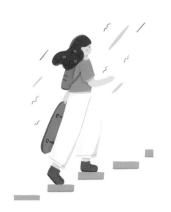

飛輪健身車

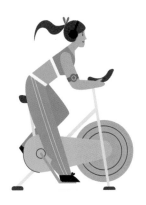

推薦指數 ★★★★☆	推薦指數 ★★★★★
推薦理由	**推薦理由**

① 沒有天氣因素限制。
② 對膝關節比較友好。
③ 無須花費金錢，方便執行。

① 不受天氣影響，在家就能騎。
② 比較安全。
③ 可以利用健身車的手機支架邊看手機邊騎車，減少枯燥感。

限制因素	**限制因素**

① 下樓梯會對膝關節造成較大影響。
② 樓梯間空氣不太好。
③ 比較枯燥。

① 容易受主觀意識動搖，慢慢的速度就慢下來了。
② 需要花費一些成本。

跳繩

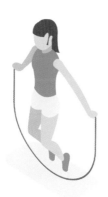

戶外跑步

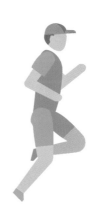

推薦指數　★ ★ ★

推薦理由

① 全身都在運動，燃脂效率非常棒。

② 需要的空間小，器具容易攜帶。

限制因素

① 對 BMI 數值較高的族群不太友好，也對膝關節壓力較大。

② 需要嚴格自律，不然容易偷懶。

③ 一開始比較難，容易放棄。

推薦指數　★ ★ ★ ★

推薦理由

① 全身有氧運動，燃脂效率較高。

② 最容易實施的運動之一。

③ 大眾運動，可以認識很多朋友。

限制因素

① 容易受天氣因素影響。

② 容易受到場地限制。

③ BMI 數值較高族群不適合跑步，對膝關節壓力比較大。

04 腰腹部阻力運動，快速消耗糖原

一、腹橫肌柔軟，內臟脂肪越堆越多

腹橫肌（TVA）為腹部闊肌中生長最深、厚度最薄的肌肉。腹橫肌為直走向，一般位於第 7 ～ 12 肋骨內面，終點位於腹白線，其主要功能有保護內臟、緩解腰痛、輔助呼吸、協助排泄等。長期坐辦公室的人，腹部經常處於放鬆狀態，腹橫肌易鬆弛，內臟脂肪也會隨之增長。

腹橫肌強健	腹橫肌柔軟
☐ 呼吸變深	☐ 呼吸變淺
☐ 運動其他腹肌	☐ 其他腹肌鬆弛少動
☐ 血液循環通暢	☐ 血液循環停滯
☐ 動作幅度變大	☐ 動作幅度變小

下腹緊實

下腹突起

增強腹橫肌的力量能夠減少脂肪的堆積，抵擋內臟的凸顯，讓腰腹變平坦，並能提高身體的日常消耗，加速體內熱量的分解。

腹橫肌的脈絡肌纖維是橫向生成的，如果太薄或者太弱，則無法包裹內臟脂肪和腸道內臟，腹部腫脹突起，顯得臃腫肥胖。

腹橫肌

二、4 週打造強健腹橫肌，趕走內臟脂肪

如何擁有平坦、性感、無贅肉的腰腹，趕走內臟脂肪？久坐辦公室的上班族運動量嚴重不足，更應該抽出時間來腰腹訓練，只要按照以下計畫執行鍛鍊，4 週就能打造強健腹橫肌！每次兩組就是一個動作且要持續做兩次，當然也可以根據自己能負擔的能力改變每組的個數。

週一	啟動腹肌 1 組（20 秒 / 組） 側平板上舉 2 組（12～16 次 / 組） 俄羅斯轉體 2 組（12～16 次 / 組） 躺姿鐘擺 2 組（12～16 次 / 組） 腹部拉伸 2 組（12～16 次 / 組）	組與組之間 休息 30 秒
週二	休息	
週三	啟動腹肌 1 組（20 秒 / 組） 側平板上舉 2 組（12～16 次 / 組） 平板支撐 2 組（30 秒 / 組） 躺姿鐘擺 2 組（12～16 次 / 組） 腹部拉伸 2 組（12～16 次 / 組）	組與組之間 休息 30 秒
週四	休息	
週五	啟動腹肌 1 組（20 秒 / 組） 側平板上舉 2 組（12～16 次 / 組） 俄羅斯轉體 2 組（12～16 次 / 組） 平板支撐 2 組（30 秒 / 組） 腹部拉伸 2 組（12～16 次 / 組）	組與組之間 休息 30 秒
週六	休息	
週日	休息	

05 每天 8 分鐘，運動更有針對性

每個
動作
30秒

啟動腹肌
增強腹內壓

訓練
部位　腹橫肌

1 平躺在瑜伽墊上，雙腳併攏，
屈膝抬腿的同時，將臀部略微
抬起。

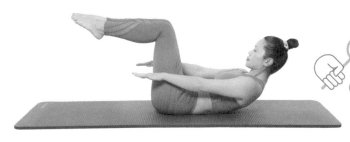

2 下背部用力貼緊地面繃緊身體，肩
部略微離地，同時上下振動雙手刺
激腹肌收緊，保持均勻呼吸。

❌ NG 動作 ───────

① 腹部要保持繃緊，靠腹部
力量將兩腳抬起，下頜始
終貼緊頸部，同時後縮頸
部。

② 避免用力伸頭，導致頸部
疼痛。隨著鍛鍊時長逐漸
增加，腹部會有燒灼感。

每個動作
30秒

平板支撐
增強腹肌力量

訓練部位 腹橫肌、腹直肌、豎脊肌

1 俯臥於地面上，雙肘彎曲支撐軀幹，雙手置於肩關節前，腳跟離地，用腳趾支撐，將身體往上推，僅用肘部和腳趾支撐在地面。

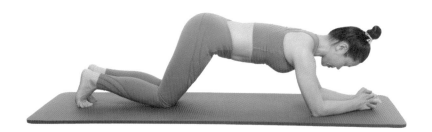

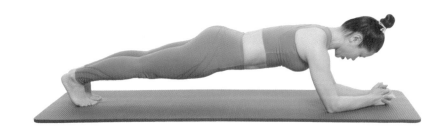

2 確認肩背的姿勢是平直的，從頭到腳保持在同一個高度上，若這個姿勢可以穩定維持，可以逐步增加支撐的時間，也能達到鍛鍊的效果。

 ⊗ NG 動作

平板支撐看起來很容易，但也非常容易出錯，很多人會不小心靠四肢的力量在支撐，導致腰部往下墜。正確作法應該是腹部往內縮，動用核心肌群（繞著脊椎和骨盆腔的肌肉）力量，想像肚臍正向著脊椎推擠，這樣既可以讓軀幹維持水平也可以保護脊椎安全。在運動過程中，低頭或抬頭也是常見的錯誤。

每個
動作
30 秒

俯身支撐折合摸腳
（腹部拉伸）
增強肌肉緊張感

訓練
部位

腹橫肌、腹直肌、
豎脊肌

1 首先，保持平板
支撐的姿勢。

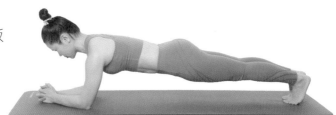

2 收緊腹部，盡量將身
體折合，呼氣。

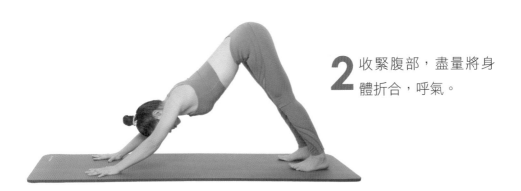

3 盡量讓一隻手伸向腳尖，完成摸腳動
作，然後換另一側重複動作。

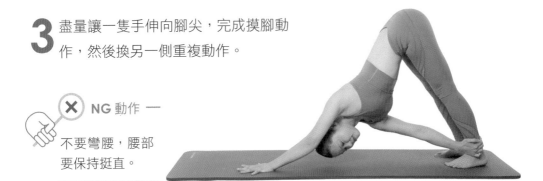

❌ NG 動作 ─

不要彎腰，腰部
要保持挺直。

每個動作 30秒

側平板上舉
告別小肚腩

訓練部位　腹斜肌、臀大肌、三角肌

1 側躺，左手臂屈肘支撐地面；右手（上側手）微微叉腰，側面身體垂直於地面、不歪斜。右腳屈膝微微撐於地面，左腳與腳尖伸直。抬頭挺胸、收下頜，眼睛直視前方。

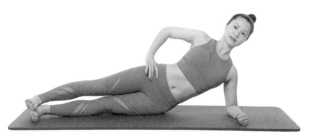

2 維持骨盆與脊椎在一條直線上，腹部核心穩定，開始動作：下半身撐起離開地面，運用側腰、腹部的力量維持脊椎中立姿勢，讓身體呈直線，且肩膀放鬆，依個人情況維持30〜60秒。

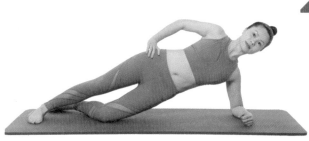

3 回到起始位置，重複及交替動作。進階動作可以雙腳伸直離開地面或是上側手朝天花板的方向舉高，能同時訓練平衡感。

 ✗ NG 動作

盡量保持身體呈一條直線，不彎曲，也就是不要臀部往後拱或者弓腰。

俄羅斯轉體
打造 **A4 腰**

訓練
部位　腹內斜肌、腹外斜肌

1 坐在瑜珈墊上，膝蓋彎曲，雙腳
觸地；上半身傾斜與地面大約 45
度，注意拉伸脊椎軀幹，大腿呈
V 字形，雙臂伸直向前，兩手手
指交叉，隨後保持腿部固定。

 NG 動作

在做這個動作時要用腹
部收縮，放鬆腰背部肌
肉，而不是把力量轉移
到腰背上。

2 將身體向右轉，同時吸氣，
再回到中心位置，之後以同
樣的方式將身體向左轉，同
時呼氣，此為一次。

每個動作 30 秒

躺姿鐘擺
告別虎背熊腰

訓練部位 腹斜肌

1 仰躺，雙手張開、掌心貼地；雙腳併攏並抬高，屈膝離開地面，維持身體自然體線、腹部核心穩定。

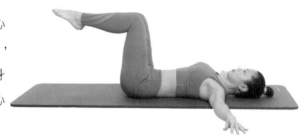

2 雙腳朝右邊旋轉，左邊側腰、臀部微微轉動，接著換邊重複同樣動作。

3 回到起始位置，重複及交替動作，保持自然呼吸。若雙腿扭轉時，感到後背不舒服，可以墊毛巾減緩疼痛感。

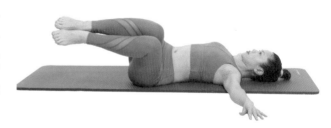

Ⓧ NG 動作

在做此動作時，雙腿盡量保持水平，重點是腹部要穩定，不要隨著身體擺動而左右搖擺，靠雙腿的力量讓腹部發力。

06 腹式呼吸減肥法，有效對抗內臟脂肪

　　一呼一吸間，腹部凹縮、凸起都會使橫膈上下移動，充分吸氣把空氣帶入胸腔與腹部之間的位置，使得腹壓增加。腹式呼吸可以改善消化系統功能，促進腸道蠕動，預防便祕，雖然不能有效地減去體表脂肪，卻能加快身體代謝速度。只要掌握了腹式呼吸法，就可以將這個呼吸法融入日常生活中，舉凡站立、坐下、行走、平躺，隨時隨地都能做，這也是腹式呼吸的最大優勢。

一、腹式呼吸怎麼做

　　腹式呼吸看似簡單，但練習起來並不容易，有些人甚至會覺得累。在掌握正確方法之後，身體便會逐漸適應，成為一種不用刻意去做的呼吸習慣。腹式呼吸分為順式和逆式兩種：

 在吸氣時把腹部鼓起，呼氣時把腹部縮回。

 與順式相反，吸氣時把腹部收縮，呼氣時把腹部鼓起。

　　順式呼吸是多數人習慣的，我們便以順式為例來講解腹式呼吸方法。吸氣時，盡量向外擴張腹部，感覺空氣經過鼻腔、喉嚨、氣管進入肺，當肺容積逐漸增大時，保持胸廓不動，迫使橫膈下沉，同時腹部向外鼓起；呼氣時向內收縮腹部，橫膈向上提升，使大量濁氣呼出體外。

　　標準的腹式呼吸有時間要求，一次呼吸要比平時的呼吸時間長，一般來說，一次呼吸的總時間在 15 ～ 20 秒，並且需要控制好節奏，不能時快時慢和過於急促。

　　剛開始練習時，可以先從「減量版」的開始，一般來說，只要練習兩週即可完全掌握訣竅。

「減量版」**13** 秒節奏：

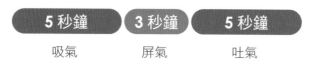

| 5 秒鐘 | 3 秒鐘 | 5 秒鐘 |
| 吸氣 | 屏氣 | 吐氣 |

　　練習時，以連續 10 次為一組，重複 3 ～ 4 組即可。上下班走路時、坐在電腦前時、睡前躺在床上的時候都可以練習，一旦養成習慣之後就可以自如練習，不會覺得憋氣、吃力。

「進階版」**20** 秒節奏：

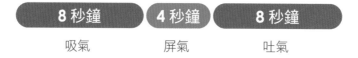

| 8 秒鐘 | 4 秒鐘 | 8 秒鐘 |
| 吸氣 | 屏氣 | 吐氣 |

Tips・・・・・・・

腹式呼吸注意要點：

① 不管是順式還是逆式，都要用鼻子吸氣，用嘴呼氣。

② 不管是呼氣還是吸氣，都要慢且長，盡量勻速進行，不要中斷。

③ 過程中如果覺得憋氣的時候不舒服，要立刻調整。

④ 如果有充足的時間，最好以坐姿進行，身體處於放鬆狀態時，效果會更好。

二、配合腹式呼吸啟動腹橫肌

（一）仰臥捲腹轉體，動態順式腹部呼吸練習

1 仰臥在瑜伽墊上，調整身體，讓身體體重均勻放在墊子上，調整骨盆到中正位置，雙臂向兩側打開，手掌向下，雙腿併攏，向上抬起與地面垂直。

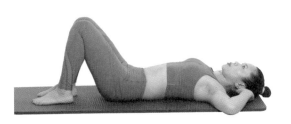

2 深吸氣，腹部鼓起，停留3〜5個呼吸，接著捲腹，擺動身體，用一側的肘關節去觸碰另一側的膝蓋，呼氣，腹部核心收緊，停留3〜5個呼吸。

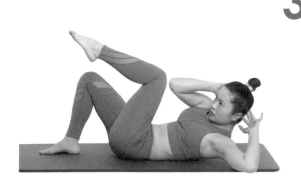

3 屈腿的一側還原到伸直的狀態，保持離地，在轉體的過程中吸氣，停留3〜5個呼吸，肘關節觸碰到膝蓋的一剎那呼氣，停留3〜5個呼吸。重複練習8〜10次，做3組，每組之間停留3〜5個呼吸。

（二）蝗蟲式，動態逆式腹部呼吸練習

1 俯臥在瑜伽墊上，讓自己完全
接觸墊子，雙手向前伸展開。

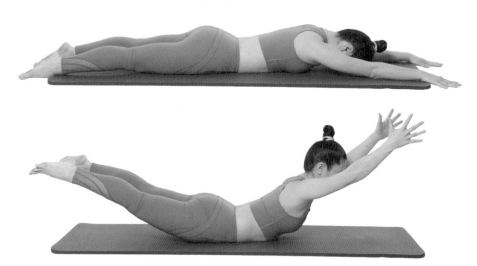

2 吸氣，腹部收縮，雙腿微微內旋與臀部力量抗衡，將雙腿
向後滑動再向上抬起，不用抬得太高，始終保持兩腿上抬
與向後拉長，後背與核心發力，上半身抬離墊子，頸後側
延展向前，停留 3～5 個呼吸。

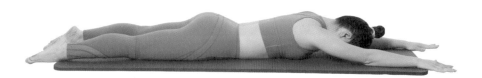

3 呼氣，腹部鼓起，頭部、雙手、雙腿恢復初始位置，還原俯
臥，停留 3～5 個呼吸。重複練習 8～10 次，做 3 組，每
組之間停留 3～5 個呼吸。

（二）推牆伏地挺身，靜態順逆交替腹部呼吸練習

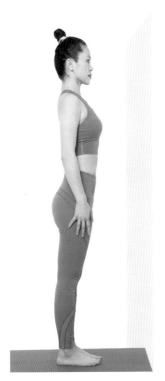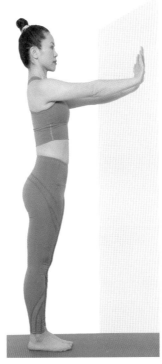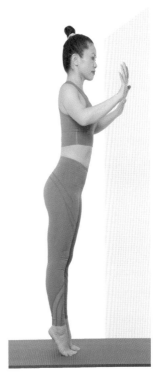

1 雙腿併攏，正對牆並站立於距離牆壁 0.5 公尺處，雙臂自然垂直於身體兩側。

2 保持軀幹與腿部挺直，雙臂抬至與肩同等高度，手掌放在牆面上，微微用力推牆，吸氣，腹部鼓起或收縮，停留 5 ～ 8 個呼吸。

3 雙臂向前抬起，上臂後側發力，有輕微收縮感，手掌扶住牆壁，足跟向上抬起，呼氣，腹部收縮或鼓起，停留 5 ～ 8 個呼吸。重複練習 8 ～ 10 次，做 3 組，每組之間停留 3 ～ 5 個呼吸。

持續半年，讓細胞記住你瘦下來的樣子

一般而言，科學的減肥速度應該是每個月減去體重的 5%，最高不要超過體重的 10%。想要減肥不反彈，有一個重要的前提是：**每個減肥週期至少要堅持 90 天以上。**

一、為什麼要堅持 90 天以上呢？

（一）循序漸進，瘦得才更健康

追求短時間快速降低體重，不僅難度大，還有可能損害健康，即使沒有出現反彈，皮膚也可能會出現鬆弛現象。通常而言，一個月減去體重的 5% 或者一週減去 0.5 ～ 1 公斤是比較安全的減肥速度。

（二）滿足脂肪細胞更新週期，瘦得更持久

成年之後，脂肪細胞的數量不會再增加或減少，減肥其實是減少脂肪細胞的體積（抽脂除外）。人體的脂肪細胞是有記憶的，如果減肥週期太短，停止減肥之後，脂肪細胞就會隨著記憶慢慢回歸成原本的大小，這也是快速減肥容易反彈的重要原因之一。假如滿足脂肪細胞的更新週期（通常是 90 ～ 180 天），脂肪細胞會記憶新的體重，就不容易反彈了。

（三）減肥壓力低，難度小

快速減肥，代表壓力更大、難度更高，讓人更難堅持。反之，如果把減肥戰線拉長，不追求立竿見影的效果，就能縮小減肥的壓力，能更輕鬆地安排和執行減肥計畫。總之，在減肥過程中，長久堅持比速度重要得多。

二、減肥遇到停滯期怎麼辦？

不是所有的體重停滯都是遇到了停滯期，這時需要進行各方面的判斷。一般而言，如果嚴格按照科學的計畫進行減肥，體重出現了停滯期並且持續了 2 週以上，基本上就可以判斷是進入了停滯期。這裡要注意的是，一定要確保減肥細節沒問題，而且體形沒有變化（體形變瘦但體重不變不屬於停滯期），如果確定遇到了停滯期，可以嘗試以下 4 種方法，體重有可能會繼續下降：

飲食豐富多樣化

均衡的營養結構能提高新陳代謝率，加快燃脂。建議每天保證吃夠 12 種以上的食物，每週保證吃夠 25 種以上的食物。

多吃一口肉，少吃一口飯

同熱量的不同食物對減肥的影響也是不一樣的，蛋白質的飽足感相對更強，還能促進肌肉生長，提高新陳代謝，更有助於減肥。

調整運動方式

如果一直以同樣的方式運動，身體適應之後，運動消耗量就會降低。應該嘗試多種運動方式，建議有氧運動和無氧運動交叉進行。

調整好心態

面對停滯期最重要的不是改變減肥計畫，而是保持良好心態，心態不佳就容易自暴自棄或嘗試一些極端的減肥方式，最終前功盡棄。

只要能做到上述 4 點，不急躁、按部就班進行，把重心放在培養健康的生活方式上，即使減肥出現一段停滯期，身體也會從中受益。

高寶書版集團
gobooks.com.tw

HD150

瓦解內臟脂肪！營養科醫師的飽瘦飲食指南：輕斷食╳輕運動，打造自動燃脂體質，
遠離三高、脂肪肝、壓力胖

作　　者	陳　偉
責任編輯	高如玫
封面設計	黃馨儀
內頁排版	賴姵均
企　　劃	鍾惠鈞

發 行 人	朱凱蕾
出　　版	英屬維京群島商高寶國際有限公司台灣分公司
	Global Group Holdings, Ltd.
地　　址	台北市內湖區洲子街 88 號 3 樓
網　　址	gobooks.com.tw
電　　話	（02）27992788
電　　郵	readers@gobooks.com.tw（讀者服務部）
傳　　真	出版部（02）27990909　行銷部（02）27993088
郵政劃撥	19394552
戶　　名	英屬維京群島商高寶國際有限公司台灣分公司
發　　行	英屬維京群島商高寶國際有限公司台灣分公司
初版日期	2024 年 01 月

本書繁體版由中國輕工業出版社有限公司授權出版。

國家圖書館出版品預行編目（CIP）資料

瓦解內臟脂肪！營養科醫師的飽瘦飲食指南：輕斷食 × 輕
運動，打造自動燃脂體質，遠離三高、脂肪肝、壓力胖 /
陳偉著 . -- 初版 . -- 臺北市：英屬維京群島商高寶國際有限
公司臺灣分公司, 2024.01
　　　面；　　公分 .--（HD 150）

ISBN 978-986-506-894-3（平裝）

1.CST: 減重　2.CST: 健康飲食　3.CST: 運動健康

411.94　　　　　　　　　　　　　　　　112022438

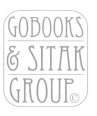